Emergencias médicas in situ para el cuidado del niño

Emergencias médicas in situ para el cuidado del niño

Servicios Médicos de Emergencia (EMS): _____

Centro de Control de Envenenamientos: __(800) 222-1222_____

Departamento de Policía: _____

Cuerpo de Bomberos: _____

Consultor de Salud: _____

Médico: _____

Dentista: _____

Hospital: _____

Otro: _____

En caso de duda marque el 911.

En la mayoría de las comunidades, cuando usted marca el 911 tiene acceso a los servicios de emergencia locales. Sin embargo, algunas comunidades no tienen acceso al 911 y algunos servicios de teléfono celular no tienen acceso automático a los servicios de emergencia más cercanos. Los números de teléfonos directos a los servicios de emergencia, también deben ser puestos, (junto con los mencionados arriba) al lado del teléfono y a la vista del personal.

Todo el personal del centro de cuidado debe estar familiarizado con los servicios médicos de emergencia de su comunidad *antes* de que sean realmente necesitados para una emergencia. Obtenga las respuestas a las siguientes preguntas:

- ¿Cuál es el mejor número de teléfono para llamar al servicio médico de emergencia?
- ¿Qué tan rápido llegará la ayuda de emergencia?
- ¿Qué hospital utilizan? ¿Cuánto tiempo llevará transportar al niño al hospital?
- ¿Qué autorización o documentación se requiere para que el servicio de emergencia trate o transporte a un niño?
- ¿Puede un miembro del personal acompañar al niño al hospital?

Familiarice a los niños con el personal de emergencia y otros ayudantes de la comunidad como parte de su plan de estudios. Para sugerencias del plan de estudios y actividades de aprendizaje para niños, ver *Growing, Growing Strong: A Whole Health Curriculum for Young Children* (Redleaf Press, 2006).

Contenido

Precauciones normales

La mayoría de las situaciones médicas de emergencia en los centros de cuidado no son una amenaza para la vida. Estas situaciones le dan tiempo para lavarse las manos, ponerse los guantes y buscar el equipo de primeros auxilios. Siguiendo las recomendaciones simples conocidas como "precauciones normales," le puede ayudar a reducir el contagio de infecciones y prevenir la transmisión de los microbios llevados por la sangre tales como los que causan el HIV/SIDA o la hepatitis B.

Siga las precauciones normales para las emergencias médicas o situaciones que impliquen la utilización de primeros auxilios o asistencia médica. Estos procedimientos ayudan a protegerle a usted, al niño lesionado o enfermo y a otros niños o adultos. Las precauciones básicas fundamentales son:

- Lavarse las manos con agua corriente y jabón
- Usar guantes desechables, no porosos y sin látex
- Limpiar cuidadosamente los derrames que puedan contener sangre o fluidos corporales
- Limpiar las superficies contaminadas
- Esterilizar (desinfectar) las superficies contaminadas
- Desechar correctamente los guantes, los vendajes, las gasas, etc. después de ser usados
- Lavarse las manos otra vez después de quitarse los guantes

Lavado de las manos

- Lávese las manos con jabón líquido y agua corriente. Haga espuma abundante, luego frótese las manos **por lo menos** durante 10 segundos. Limpie las muñecas, las palmas, los dedos, entre los dedos, detrás de las manos y alrededor de las uñas.
- Los líquidos higiénicos para las manos (jabones sin agua) y las toallas prehumedecidas **no son** un substituto eficaz del jabón y del agua. Sin embargo, si el jabón y el agua no están disponibles (es decir, durante el transporte, en el parque, etc.) el que va a prestar los primeros auxilios deberá limpiarse las manos con una toalla y después aplicarse el líquido higiénico.
  - » Aplique una cantidad abundante de líquido higiénico en la palma de la mano.
  - » Frote las manos juntas hasta que el líquido higiénico cubra los dedos, las palmas y las muñecas.
  - » Deje secar las manos al aire libre.

Guantes sin látex

- Debido a la posibilidad de una reacción alérgica, siempre use guantes sin látex.
- Mantenga una amplia cantidad de guantes desechables sin poros, y libres de látex. Los guantes deben ser libres de polvo.
- Los guantes deben estar disponibles **siempre** que los niños estén presentes.
- Los guantes se deben desechar después de cada uso. **Nunca** utilice los guantes dos veces.
- Las manos se deben lavar **antes** de ponerse los guantes y **después** de quitarse los guantes.

Limpieza y esterilización

Limpie los derrames, la suciedad y la basura visibles. Limpie todas las superficies incluyendo las superficies al aire libre y las que pudieran estar posiblemente contaminadas con sangre o fluidos corporales (incluyendo vómito, orina, heces fecales y saliva).

- Use guantes sin poros.
- Limpie los derrames usando toallas de papel, servilletas, trapos, etc. Utilice materiales desechables si es posible.
- Ponga las toallas o trapos sucios en un recipiente forrado con plástico para su desecho o para lavar o esterilizar más adelante.
- Utilice agua jabonosa para limpiar todas las superficies.
- Enjuague con agua.
- Esterilice la superficie.

La esterilización (desinfección) mata los microbios, bacterias, virus y hongos. La solución de cloro diluido es uno de los desinfectantes más eficaces.

- La solución de cloro se debe mezclar cada día. La solución vieja no mata los gérmenes. Use cloro regular no "ultra" cloro.
- La mezcla de la solución de cloro se debe hacer de la siguiente manera:
  - » 1 cuchara de sopa + 1 cuarto de galón de agua, **o**
  - » ¼ de taza de cloro + 1 galón de agua
- La solución de cloro desinfectante para usar en los juguetes, utensilios de comer, superficies de las mesas y otros objetos se debe hacer de la siguiente manera:
  - » 1 cuchara de sopa + 1 galón de agua
- Almacene la solución de cloro en una botella claramente etiquetada.
- Guarde el cloro y la solución fuera del alcance de los niños.

ESTERILIZACIÓN DE SUPERFICIES:

- Use guantes no porosos.
- Aplique la solución esterilizadora en las superficies, **después** de limpiar la suciedad y los derrames visibles.
- Moje la superficie con la solución esterilizadora y deje secar al aire libre.
- Si debe secar la superficie, permita que la solución permanezca en la superficie por 2 minutos antes de secar.
- Deseche correctamente la toalla o el paño usado para limpiar la superficie.
- Almacene la solución esterilizadora fuera del alcance de los niños.
- Quítese los guantes y después lávese las manos.

Planeamiento y preparación

Entrenamiento del personal

Todo el personal debe estar entrenado para responder ante las emergencias médicas. Además del entrenamiento general en primeros auxilios, es recomendable el entrenamiento para casos específicos.

- Por lo menos una persona del personal con certificación vigente en primeros auxilios pediátricos (incluyendo la resucitación cardiopulmonar), debe estar disponible siempre en los centros de cuidado infantil y en lugares donde los niños estén presentes.
- Todos los miembros del personal, personal substituto y voluntarios que estén directamente envueltos en el cuidado de los niños deben tener entrenamiento permanente en las siguientes áreas:
  » Primeros auxilios pediátricos, incluyendo el manejo de bloqueos respiratorios (atragantamientos) y respiración de rescate
  » Saneamiento y precauciones normales
  » Seguridad infantil y prevención de lesiones
- Por lo menos un miembro del personal, que esté actualmente certificada en primeros auxilios, debe estar disponible cuando los niños estén nadando o jugando en el agua.
- Por lo menos un miembro del personal, que esté actualmente certificada en primeros auxilios pediátricos, debe estar disponible cuando se tenga a un niño con un problema de salud específico, como arritmia cardíaca, lo que esto hace más probable, con relación a otros niños, que requiera resucitación cardíaca.
- Los miembros del personal directamente responsables de niños con necesidades especiales, deben estar entrenados en la administración de todos los procedimientos médicos o en el suministro de las medicinas que se pudieran requerir para ese niño (como el inyector de epinefrina.) El entrenamiento debe ser proporcionado por un profesional calificado.
- Los directores de los programas deben revisar regularmente la capacidad del personal al cuidado de niños, para realizar primeros auxilios y responder a las emergencias médicas.
- Los equipos de primeros auxilios deben estar completamente surtidos con las medicinas indispensables para salvar la vida de los niños (como el inyector de epinefrina); se deben marcar claramente y estar siempre a disposición del personal al cuidado de niños, incluyendo en los viajes fuera del centro.
- El personal al cuidado de niños debe tener siempre acceso inmediato a cualquier medio de comunicación (como un teléfono celular) en todos los lugares donde estén cuidando niños.

Autorización y documentación

Mantenga la documentación actualizada de cada niño. Actualice la siguiente información regularmente de acuerdo con sus regulaciones de licencia:

- Nombre de los padres, guardianes o de otras personas que puedan autorizar el tratamiento médico
- Formularios de autorización firmados. Incluyendo todas los formularios requeridos por HIPPAA (seguro médico), así como los formularios de Divulgación de Información
- Nombre de los miembros familiares y otros contactos de emergencia con números de teléfono actualizados
- Nombre y números de teléfono del médico del niño, del dentista y del hospital preferido
- Lista de alergias
- Diagnostico y tratamiento, incluyendo plan de cuidado de emergencia para niños con necesidades especiales, con indicaciones especificas del uso y dosis de cualquier medicina

Documente todos los casos de enfermedad o lesión, así no sean graves, y el tratamiento proporcionado. Proporcione los detalles específicos de cada acontecimiento.

Equipos de primeros auxilios

El equipo de primeros auxilios debe estar disponible fácilmente, dondequiera que los niños sean cuidados, incluyendo paseos, juego al aire libre y mientras son transportados.

- Los artículos del equipo de primeros auxilios se deben almacenar en un recipiente bien cerrado y claramente marcado.
- El equipo de primeros auxilios debe ser accesible al personal al cuidado de niños, pero fuera del alcance de los niños.
- Surta el equipo después de cada uso.
- Incluya una lista de los artículos. Revise la lista o inventario mensualmente y substituya los artículos inutilizables o faltantes.
- **No** incluya ninguna medicina a menos que esté prescrita para un niño específico (como por ejemplo, el inyector de epinefrina.)
- No almacene el equipo de primeros auxilios en un lugar caliente ni lo exponga directamente al calor.

ARTÍCULOS RECOMENDADOS:

- Guantes desechables no porosos, libres de látex
- Jabón líquido
- Toallas prehumedecidas y líquido higiénico (si no hay agua disponible para lavarse las manos)
- Pinzas
- Termómetro para oído u otro termómetro digital que sea de cristal (con instrucciones)
- Vendajes adhesivos (diferentes tamaños)
- Gasa estéril
- Gasa flexible en rollo
- Cinta para vendaje
- Alfileres de seguridad
- Protectores de ojo
- Vendajes triangulares
- Tablillas pequeñas de plástico o de metal
- Cualquier medicina prescrita para emergencias para un niño específico (ejemplo, inyector de epinefrina)
- Agua esterilizada
- Bolsas plásticas con cierre (diferentes tamaños)
- Tijeras para cortar vendaje
- Información actual de los estándares de primeros auxilios, guía de primeros auxilios y copia de esta Guía Rápida de Redleaf
- Lapicero o lápiz y papel para escribir
- Teléfono o celular, monedas o tarjeta de teléfono para el uso en teléfonos públicos
- Números de teléfono del Centro de Control de Envenenamientos, paramédicos y otros servicios de emergencia

- Lista de los números telefónicos del trabajo, celular y del hogar de los padres, familiares u otras personas a contactar en caso de emergencia.
- Bolsas plásticas para desechar los artículos contaminados.

ARTÍCULOS ADICIONALES Y RECOMENDACIONES para equipos de primeros auxilios:

- Paquetes fríos
  - » Los paquetes fríos o de hielo "instantáneos" son útiles en los equipos de primeros auxilios, especialmente en los equipos disponibles durante el transporte, los paseos o durante el juego al aire libre.
  - » Los paquetes fríos pueden ser hechos poniendo el hielo en una bolsa plástica o envolviendo el hielo en un paño.
  - » Una bolsa cerrada de vegetales congelados puede ser utilizada como paquete frío.
  - » **No** ponga hielo o un paquete frío directamente sobre la piel del niño. El paquete frío o el hielo pueden dañar la piel y los tejidos (entumecimiento) si se coloca directamente sobre la piel del niño. Envuelva siempre el paquete frío en un paño o coloque un paño de gasa gruesa sobre la piel, antes de aplicar el paquete frío.
- Equipos comerciales diseñados para salvar y guardar dientes rotos o extraídos por golpes.
- Los protectores de boca desechables, pueden ser incluidos para ser utilizados durante la respiración de rescate.
- Una botella de solución salina oftálmica estéril, sin preservativos, se puede incluir en el equipo de primeros auxilios y utilizar para limpiar los ojos. La solución se usa solamente una vez. La solución no usada se debe desechar y sustituir por una botella nueva.
- El carbón activado se usa a veces después de injerir veneno. Debe ser administrado solamente por instrucción del Centro de Prevención de Envenenamiento o un médico, idealmente con el conocimiento y autorización de los padres.

UN EQUIPO DE PRIMEROS AUXILIOS BÁSICO contiene los artículos esenciales que pueden ser más prácticos cuando se realizan actividades en el parque o al exterior en un lugar cercano del centro infantil, y ese equipo deberá ser llevado por un miembro del personal, ya sea en su bolso o colgado de la cintura, y claramente identificado.

- Guantes desechables no porosos, libres de látex
- Toallas prehumedecidas y líquido higiénico (si no hay agua disponible para lavarse las manos)
- Pinzas
- Vendajes adhesivos (diferentes tamaños)
- Gasa estéril
- Gasa flexible en rollo
- Cinta para vendaje
- Cualquier medicina prescrita en una emergencia para un niño específico (ejemplo, inyector de epinefrina)
- Paquete de hielo instantáneo
- Paño para proteger la piel contra el hielo
- Bolsas plásticas con cierre (diferentes tamaños)
- Tijeras
- Lapicero o lápiz y papel para escribir

- Números de teléfono del Centro de Control de Envenenamientos, paramédicos y otros servicios de emergencia
- Bolsas plásticas para desechar materiales contaminados

Sangrado

Cuando un niño o un adulto se ha lesionado y está sangrando, controlar el sangrado es una prioridad. Si se pierde gran cantidad de sangre rápidamente, se corre peligro de vida.

- Determine de dónde proviene la sangre y si el sangrado ha parado.
  - » Llame al servicio de emergencia o paramédicos si el sangrado es constante y "pulsante" y no se puede controlar en pocos minutos
  - » Algunas heridas superficiales en el cuero cabelludo, tienden a sangrar profusamente, pero generalmente no ponen en peligro la vida.

¿Cómo controlar el sangrado?

- Póngase guantes libres de látex.
- Si es posible, acueste al niño e intente consolarlo y tranquilizarlo.
- Quite cualquier basura de la herida. **No intente** quitar los objetos incrustados en una herida profunda, incluyendo vidrios. Esto puede aumentar el sangrado. Es mejor colocar vendajes alrededor del objeto para asegurarlo en el lugar.
- Coloque un trozo de gasa u otro material limpio en la herida.
- Aplique presión directa con sus dedos o palma de su mano en el área que está sangrando. Continúe la presión hasta que el sangrado pare (generalmente 1 a 2 minutos). *Ver figura 1.*
- Si la sangre empapa la gasa o material, coloque gasa adicional encima de la primera compresa. **No** retire la compresa original.
- Si es posible y no se sospecha de ninguna otra lesión (como fractura, lesión en la cabeza, etc.), eleve la parte lesionada del cuerpo para que esté por encima del nivel del corazón del niño.

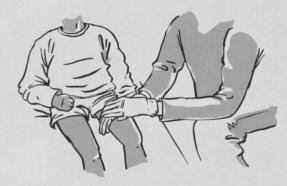

LLAME AL SERVICIO DE EMERGENCIAS MÉDICAS SI:

- El sangrado es severo o parece ser arterial (fluido rojo brillante, sale a borbotones o pulsantemente).
- El sangrado no para con 5 minutos de presión directa y continua. Reanude la presión hasta que llegue el personal médico. ¡**No** aplique un torniquete!
- El niño está sangrando por la cabeza.
- Una parte del cuerpo está triturada o amputada parcial o completamente.
  - » Mantenga limpia la parte amputada del cuerpo.
  - » Envuelva la parte del cuerpo con una gasa mojada en agua esterilizada y póngala en una bolsa plástica.
  - » Coloque la pieza del cuerpo *cerca del niño*

figura 1

- Un objeto se incrustó profundamente dentro de la herida.
- El niño presenta síntomas **de shock.** *Ver sección de Shock en "ENFERMEDADES REPEN-TINAS" para mayor información.*
- Se debe sospechar de una lesión o sangrado interno si los síntomas son los siguientes:
  - » El niño se queja de dolor intenso.
  - » El niño parece muy enfermo (pálido, débil, húmedo, desmayado).
  - » Los tejidos finos, por ejemplo en el abdomen, están muy suaves, hinchados o duros.
  - » El niño tiene el pulso rápido o débil.
  - » El niño tiene náusea, vómito o está vomitando sangre.
  - » El niño tiene contusión en el área lesionada.

Contacte a la familia del niño.

Hemorragia nasal

- Póngase guantes libres de látex.
- Ayude al niño a incorporarse con la cabeza levemente inclinada hacia adelante. *Ver figura 2.*
- Cierre la nariz aplicando una ligera presión. Aplique una presión suave por lo menos durante 5 minutos.
- Si es posible, aplique hielo envuelto en un paño, en la nariz y las mejillas del niño, mientras aplica la presión.
- Suavemente quite la presión de la nariz. Si comienza a sangrar otra vez, presione nuevamente por 10 minutos.
- Después que pare el sangrado por la nariz, limpie suavemente la sangre de la cara y piel del niño; proporcione ropa limpia en caso de que sea necesario.
- No permita que al niño se suene o se toque la nariz. Haga que el niño realice una actividad leve durante por lo menos 30 minutos.

LLAME AL SERVICIO DE EMERGENCIA MÉDICA SI:

- El sangrado no puede ser controlado fácilmente después de 15 minutos.
- Es acompañado por vértigos o debilidad.
- Ocurre después de un golpe en la cabeza o una caída.

Contacte a la familia del niño si debe llamar al servicio de emergencia.

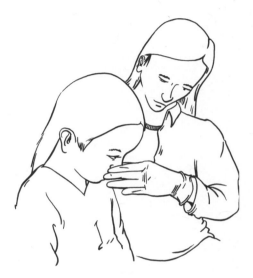

figura 2

Heridas, cortaduras y ampollas

Heridas abiertas

- Póngase guantes sin látex.
- Controle el sangrado realizando una presión directa. *Ver "SANGRADO" para mayor información.*
- Contacte a la familia del niño y recomiende la **atención médica inmediata** si la herida:
  - » No para de sangrar después de 5 minutos o más de presión directa
  - » Parece profunda
  - » No permanece cerrada por sí misma o si la cortadura o herida es más larga de ½ pulgada
  - » Es en la cara o en o cerca de los ojos o los oídos
  - » Es en el labio y se extiende a la mejilla o cara
  - » Es por mordedura (animal o ser humano). *Ver "MORDEDURAS Y PICADURAS" para mayor información*
- Para heridas de menor importancia (cortes, rasguños y raspaduras), una vez que la sangre pare, lave suavemente la herida con agua y jabón y después ponga vendajes limpios.

Heridas por punción

Las heridas por punción pueden ser profundas (por ejemplo, heridas con cuchillo) o superficiales (por ejemplo, astillas o clavos). Estas heridas generalmente no sangran mucho. Sin embargo, las heridas profundas por punción pueden ser serias.

- Póngase guantes sin látex.
- Si el objeto es pequeño y se puede remover fácilmente (por ejemplo, si se paró para sobre un clavo o una chinche), entonces retire el objeto.
- Permita que la herida sangre libremente por algunos minutos para ayudar a eliminar residuos.
- Después de algunos minutos, controle el sangrado con una presión directa. *Ver "SANGRADO" para mayor información.*
- Una vez que la sangre pare, lave suavemente la herida con agua y jabón.
- Aplique un vendaje limpio.
- Contacte a la familia del niño y recomiéndeles consultar a su médico para solicitar instrucciones adicionales y para confirmar si el niño tiene la vacuna contra el tétano.

LLAME AL SERVICIO MÉDICO DE EMERGENCIA SI:

- El objeto penetrante es grande o está clavado profundamente (por ejemplo, vidrio, palo o cuchillo)
  - » **No** remueva objetos que sobresalgan (están hacia fuera.). Removerlos podría causar un daño interno adicional y un sangrado grave.

» Mantenga al niño tranquilo para inmovilizar el objeto. Coloque vendajes alrededor para asegurar y mantener el objeto en su lugar, hasta que llegue el personal de emergencia. *Ver figura 3.*

Contacte a la familia del niño si debe llamar al servicio de emergencia.

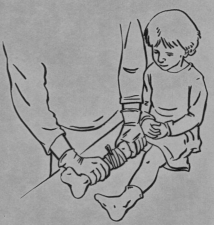

figura 3

Astillas

Si la astilla es pequeña y sobresale de la piel, probablemente podrá ser removida fácilmente.

- Limpie las pinzas con agua y jabón.
- Póngase guantes sin látex.
- Agarre el objeto con las pinzas. Saque suavemente el objeto, en la dirección contraria a la que entró en la piel.
- **No utilice** una aguja ni otro procedimiento invasor para quitar las astillas.
- Después de remover el objeto, lave suavemente la herida con agua y jabón.
- Aplique un vendaje limpio, si es necesario.
- Informe a la familia del niño que usted le sacó una astilla.

Si la astilla es grande o está incrustada profundamente, o si no puede removerla fácilmente con las pinzas, busque atención médica.

Ampollas

- Póngase guantes libres de látex.
- Proteja las ampollas con un vendaje limpio. **No** reviente las ampollas.
- Póngase en contacto con la familia del niño y recomiende la atención médica si la ampolla es más grande que una moneda de 25 centavos o si hay múltiples ampollas.

MEDIDAS DE PREVENCIÓN

- Revise las áreas de juego al aire libre cada día y retire basura, palos, vidrios u otros escombros.
- Examine regularmente el equipo de juego de madera para saber si hay astillas; repare el equipo si es necesario.

Rescate respiratorio

Un niño que no respira puede sufrir un daño cerebral o morir rápidamente.

Llame al servicio de emergencia médica si el niño presenta cualquier problema respiratorio.

Apertura de las vías respiratorias

- Si **no se sospecha** de una lesión en la cabeza o el cuello, entonces utilice el método *inclinacíon de la cabeza o elevación de la mandibula. Ver figura 4.*
  - » Ponga su mano en la frente del niño. Incline la parte posterior de la cabeza levemente.
  - » Coloque los dedos de su otra mano debajo de la barbilla del niño. Levántela suavemente.
  - » **No utilice** el pulgar para levantar la quijada; utilice los dedos.
  - » **No presione** el cuello o el tejido debajo de la quijada.
- **Si se sospecha** de una lesión en la cabeza o en el cuello: utilice el método *levantar-quijada. Ver figura 5.*
  - » Estabilice la cabeza. ¡**No mueva** ni incline la cabeza!
  - » Coloque sus dedos en cada lado detrás de los ángulos de la quijada del niño.
  - » Levante suavemente la quijada.

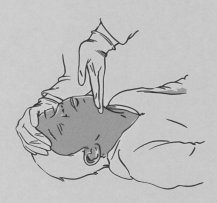

figura 4

Ejecución de la respiración de rescate

La respiración de rescate consiste en forzar la entrada de aire en el cuerpo del niño.

- Compruebe si el niño está consciente. Golpee ligeramente el pie del infante, o mueva al niño y grite "¿estas bien?"
- Abra la vía respiratoria, usando el método de inclinación de la cabeza o elevación de la mandibula.
- Mire, escuche y sienta la respiración. Acerque su oído a la boca y nariz del niño:

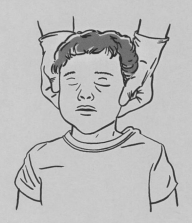

figura 5

- » Observe si el pecho y el abdomen se levantan y bajan con la respiracion.
- » Escuche si respira.
- » Sienta la respiración en su oído y mejilla.
- » Tome de 5 a 10 segundos para hacer esto.
- Póngase guantes sin látex.
- Si no hay respiración, revise la boca para saber si hay algún objeto que esté bloqueando el paso de aire.
  - » Si el objeto es fácil de remover con los dedos, hágalo cuidadosamente.
  - » No trate de retirar un objeto que esté profundamente ubicado en la garganta.
  - » No intente barrer con el dedo la boca, sin saber qué hay.
- Si no hay respiración, comience la respiración de rescate.
- Use una barrera respiratoria (por ejemplo, una máscara de resucitación) sobre la boca o la nariz del niño.

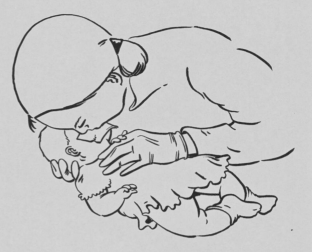

figura 6

  - » **Bebés:** Cubra la boca y la nariz del bebé con la barrera respiratoria. Respire suavemente sobre la válvula de la barrera respiratoria colocada sobre la boca y nariz del niño. *Ver figura 6.*
  - » **Niños de dos o más años:** Cubra la boca y nariz del niño con la barrera respiratoria. Respire suavemente sobre la válvula de la barrera respiratoria.
- Siga el siguiente procedimiento:
  - » Dé 2 respiraciones lentas, hasta que usted observe que el pecho se levanta y baja.
  - » Si el pecho no se levanta y no baja, posicione la cabeza o la quijada de nuevo para abrir la vía respiratoria y repita las respiraciones.
  - » Permita que el aire salga del pecho entre las respiraciones. Compruebe para saber si hay respiración.
- Mire, escuche y sienta la respiración. Si no hay respiración, comience a alternar compresiones de pecho y respiración (*Ver sección Compresiones de Pecho para mayor información*).
  - » Dé 5 compresiones de pecho.
  - » Revise la boca para ver si hay algún objeto que esté bloqueando el paso de aire.
  - » Dé 1 respiración de rescate.
  - » Repita, alternando 30 compresiones de pecho, revisando la boca y 2 respiraciones.
- Continúe hasta que el niño comience a respirar o llegue el servicio médico de emergencia.

Compresiones de pecho

La compresión de pecho realizada correctamente comprime el corazón, bombeando la sangre y el oxígeno a través del cuerpo hasta que el corazón comienza a latir.

NIÑOS MENORES DE UN AÑO – compresión de pecho

- Coloque al niño sobre su espalda en una superficie plana y firme.

- Coloque 2 dedos (índice y dedo medio) en la parte inferior del esternón del niño, debajo de la línea de la tetilla. *Vea figura 7.*
- Dé 5 compresiones en el pecho en sucesión rápida, empujando el esternón hacia abajo con una profundidad aproximada de ⅓ de pulgada.
- Revise la boca para saber si hay algún objeto que bloquee el paso de aire.
- Dé 1 respiración de rescate.
- Repita el procedimiento alternando 30 compresiones de pecho con 2 de respiración. Continúe hasta que el niño comience a respirar o llegue el servicio médico de emergencia.

NIÑOS DE DOS O MÁS AÑOS – Compresiones de pecho

- Coloque al niño de espaldas sobre una superficie plana y firme.
- Coloque el talón de su mano en la parte inferior del esternón del niño, debajo de la línea de la tetilla. *Ver figura 8.*
- Dé 5 compresiones de pecho en sucesión rápida, empujando el esternón hacia abajo aproximadamente de 1 a 1½ pulgada.
- Revise la boca para ver si hay algún objeto que esté bloqueando el paso del aire.
- Dé 1 respiración de rescate.
- Repita alternando 30 compresiones de pecho con 2 de respiración. Continúe hasta que el niño comience a respirar o llegue el servicio médico de emergencia.

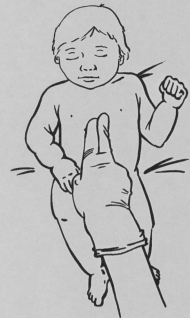

figura 7

Asma o condición respiratoria crónica

Si diagnostican a un niño con asma u otra condición respiratoria crónica:

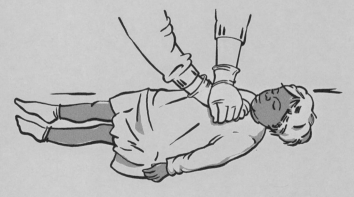

figura 8

- El personal del centro debe trabajar con los padres y con los profesionales encargados del cuidado médico del niño para desarrollar un plan de atención de emergencia o un plan de acción contra el asma.
- Cualquier medicamento o equipo (tal como medidor de flujo máximo, inhalador de acción rápida, espaciador o inyector de epinefrina.) se deberán mantener siempre cerca del niño. Las medicinas se deben almacenar correctamente y fuera del alcance de los niños.
- El personal, encargado directamente del cuidado del niño, debe tener entrenamiento específico relacionado con la condición del niño, incluyendo el manejo de un ataque agudo de asma (u otra emergencia respiratoria) y cómo administrar las medicinas.
- Otros miembros del personal de cuidado del niño, deben estar enterados de su condición y del plan de atención previsto para ese tipo de emergencia.

- Las leyes en algunos estados permiten que el personal con licencia en los centros de cuidado administre medicinas inhaladas para enfermedades respiratorias, tales como el asma. Revise las regulaciones locales y siga los procedimientos establecidos en la autorización médica firmada por los padres.

EN CASO DE EPISODIO DE ASMA O DE OTRO PROBLEMA RESPIRATORIO:

- Siga el plan de cuidado de emergencia del niño o el plan de acción contra el asma.
- Utilice una medicina inhalada de acción rápida solamente si se ha prescrito para ese niño.
- Observe la respiración del niño. Si la respiración normal no se reanuda en un plazo de 10 minutos, siga el plan de emergencia, incluyendo llamar al servicio médico de emergencia.
- Si el niño no respira comience la respiración de rescate.

Ahogo o casi ahogo

- Llame al servicio de emergencias médicas.
- Saque al niño del agua.
- Quite cualquier obstrucción obvia (alga marina, fango, etc.) de la boca.
- Revise la respiración.
- Si el niño no respira, comience la respiración de rescate.

Estrangulación o asfixia

- Llame al servicio de emergencias médicas
- Quite el objeto (es decir, cuerda, almohada, plástico, colchón suave.)
- Revise la respiración.
- Si el niño no respira, comience la respiración de rescate.

MEDIDAS DE PREVENCIÓN

Las instrucciones para la resucitación cardiopulmonar (CPR por sus siglas en inglés) para el rescate respiratorio y las compresiones de pecho, se revisan y actualizan a menudo. Se recomienda revisar las páginas Web de la Asociación Americana del Corazón (www. americanheart.org), la Cruz Roja Americana (www.redcross.org), o de la Clínica Mayo (www.mayoclinic.com) regularmente para cerciorarse de que usted esté familiarizado con los últimos métodos recomendados.

Atragantamiento

- Observe al niño para saber si tiene síntomas de atragantamiento.
- Llame al servicio médico de emergencia. Si usted está solo, proporcione los primeros auxilios por 1 minuto y después llame al servicio médico de emergencia.
- Si el niño está tosiendo:
  - » Incítelo a toser. Es la mejor manera de quitar una obstrucción.
  - » **No** le dé golpes en la espalda.
  - » **No** levante los brazos del niño ni sostenga al niño al revés.
- Mire dentro de la boca del bebé o del niño.
- Si el objeto es fácil de sacar con sus dedos, retírelo cuidadosamente.
  - » **No** intente "barrer con el dedo" la boca para quitar el objeto. Usted podría empujarlo más adentro.
- Si el objeto no sale, o si el niño para de respirar, siga los procedimientos para el "Atragantamiento de en bebés" y "Atragantamiento de niños mayores de un año. Ver párrafo siguiente.

Atragantamiento en bebés (niños menores de un año)

Si el bebé responde (está consciente) y no está respirando:

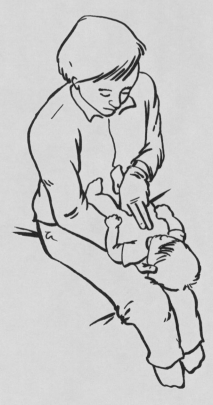

- Administre una combinación de 5 compresiones de espalda y 5 compresiones de pecho
- Compresiones de espalda:
  - » Ponga al bebé boca abajo en su antebrazo, con los pies para arriba hacia sus hombros.
  - » Ponga su mano alrededor de la quijada y del cuello del bebé para ayudar a sostenerlo.
  - » Recline su brazo contra su muslo para ayudar a sostener el niño. Utilice el talón de la mano para dar 5 compresiones rápidas en la parte posterior de la espalda entre los hombros del niño.
  - » Si el objeto no sale de la boca del niño, entonces dé 5 compresiones de pecho.
- Compresiones de pecho: *Ver figura 9.*
  - » Coloque al niño de espaldas, reclinándolo sobre su antebrazo.
  - » Recline su brazo contra su muslo. La cabeza del niño debe estar más baja que el tronco.
  - » Con la otra mano, coloque 2 dedos (índice y dedo medio) sobre la parte inferior del esternón del niño, debajo de la línea de la tetilla.
  - » Dé 5 presiones de pecho en sucesión rápida, empujando el esternón hacia abajo aproximadamente de ½ a 1 pulgada.

figura 9

- Póngase guantes libres de látex y revise dentro de la boca del niño después que usted haga las compresiones de pecho. Si usted ve el objeto que está causando el atragantamiento, sáquelo cuidadosamente. Observe la respiración del niño. Realice la respiración de rescate si es necesario. *Ver "RESPIRACIÓN DE RESCATE" para mayor información.*
- Si el objeto no sale, continúe alternando compresiones en la espalda, compresiones en el pecho y revisar la boca, hasta que llegue el servicio médico de emergencia, el objeto salga o el niño esté inconsciente.

Si el bebé **no responde** (está inconsciente) y no respira – siga los procedimientos de respiración de rescate. *Ver "RESPIRACIÓN DE RESCATE" para mayor información.*

- Compruebe si el niño está consciente.
- Abra la vía respiratoria.
- Vea, escuche y sienta la respiración.
- Póngase guantes libres de látex y revise la boca para ver si hay un objeto. Quítelo si es posible.
- Comience la respiración de rescate.
- Si el niño no comienza a respirar después de abrir la vía respiratoria:
  » Comience con 30 compresiones de pecho.
  » Revise la boca.
  » Déle 2 respiraciones de rescate
  » Repita el procedimiento hasta que el niño comience a respirar o el servicio médico de emergencia llegue.

Atragantamiento en niños mayores de un año

Si el niño **responde** (está consciente) y no respira:

- Administre compresiones abdominales.
  » Párese o arrodíllese detrás del niño. Ponga al niño cerca de usted.
  » Empuñe su mano y colóquelo sobre el ombligo del niño y debajo del esternón.
  » Cubra su puño con su otra mano, y de un empujón rápido hacia arriba y al interior del abdomen del niño.
- Continúe las compresiones abdominales hasta que llegue el servicio médico de emergencia, el objeto salga o el niño esté inconsciente.

Si el niño **no responde** (está inconsciente) y no respira, siga los procedimientos de respiración de rescate. *Ver "RESPIRACIÓN DE RESCATE" para mayor información.*

- Revise al niño para saber si está consciente.
- Abra la vía respiratoria.
- Vea, escuche y sienta la respiración.
- Póngase guantes libres de látex y revise la boca para ver si hay un objeto. Sáquelo si es posible.
- Comience la respiración de rescate.
- Si el niño no comienza a respirar después de abrir la vía respiratoria:
  » Comience con 30 compresiones de pecho.
  » Revise la boca.
  » Déle 2 respiraciones de rescate.

» Repita el procedimiento hasta que el niño comience a respirar o el servicio médico de emergencia llegue.

MEDIDAS DE PREVENCIÓN

- Evite los alimentos que son potencialmente peligros, tales como perros calientes, palomitas de maíz, caramelos duros, etc.
- Vacíe todos los recipientes, tales como piscinas plásticas o cubos con agua cuando no estén en uso. Nunca deje a un bebé o a un niño desatendido cuando esté cerca de una fuente de agua.
- **No** permita globos, bombas de látex o bolsas plásticas en los centros de cuidado infantil.

Envenenamiento

El veneno puede afectar el cuerpo rápidamente.

CONTACTE AL SERVICIO MÉDICO DE EMERGENCIA INMEDIATAMENTE

Llame al Centro de Control de Envenenamientos (800) 222-1222

Veneno ingerido

Muchas sustancias son tóxicas, especialmente para los niños pequeños. Las medicamentos, bebidas alcohólicas, líquidos de limpieza, productos químicos, cosméticos, enjuague bucal y algunas plantas son sustancias tóxicas que los niños pueden encontrar.

- Llame al servicio médico de emergencias.
- Póngase guantes libres de látex y quite los rastros de la sustancia venenosa de la boca del niño con una servilleta o papel fino. Revise la boca cuidadosamente, incluyendo el paladar y quite lo que usted pueda ver. **"No barra"** la parte posterior de la garganta con el dedo, pues esto podría empujar la sustancia venenosa hacia adentro de la garganta del niño.
- Mientras espera que el servicio médico de emergencia llegue, llame al Centro de Control de Envenenamientos (800) 222-1222. Tenga la siguiente información disponible:
  - » Edad y peso del niño
  - » El nombre de la sustancia ingerida. (Tenga el envase o la planta con usted para que la describa.)
  - » Cantidad ingerida
  - » Cuánto tiempo hace que la sustancia fue ingerida.
  - » Condición del niño
- Siga las instrucciones del Centro de Control de Envenenamientos.

Observe si el niño tiene dificultades para respirar (respiración agitada, tos, etc.)

- Si el niño para de respirar, comience la respiración de rescate mientras espera la llegada del servicio médico de emergencia. *Ver "RESPIRACIÓN DE RESCATE" para mayor información.*
- Si el niño vomita o está inconsciente, coloque al niño de lado para evitar que se ahogue.
  - » Cuando llegue el personal del servicio médico de emergencia:

» Esté preparado para proporcionar la información detallada con respecto a la situación del envenenamiento.
» Déles el envase del producto o pedazo de la planta tragada.
» Si el niño vomita, dé al servicio médico de emergencia una muestra del vómito.

Veneno inhalado

El envenenamiento por inhalación de humo, como el monóxido de carbono, ponen en riesgo la vida. El envenenamiento también puede ocurrir, inhalando el humo de sustancias tales como cemento de goma, pegamento o productos derivados del petróleo.

- Saque al niño (y a todas las personas) del área tóxica. Esto puede requerir la evacuación del edificio.
- Llame al servicio médico de emergencia.
- Mientras espera que el servicio médico de emergencia llegue, llame al Centro de Control de Envenenamientos (800) 222-1222. Tenga la siguiente información disponible:
  » Edad y peso del niño
  » El nombre de la sustancia inhalada
  » Cuánto tiempo hace que la sustancia fue inhalada
  » Condición del niño
- Siga las instrucciones del Centro de Control de Envenenamientos.
- Contacte a la familia del niño.

Observe si el niño tiene dificultades para respirar (respiración agitada, silbido o tos) Si el niño para de respirar, comience la respiración de rescate mientras espera la llegada del servicio médico de emergencia. *Ver "RESPIRACIÓN DE RESCATE" para mayor información.*

Contacto con la piel (productos o sustancias químicas irritantes)

Algunas sustancias, tales como los productos químicos de limpieza, pueden causar irritación en la piel.

- Lave inmediatamente y a fondo el área con agua y jabón.
- Llame al Centro de Control de Envenenamientos (800) 222-1222.
- Siga las instrucciones del Centro de Control de Envenenamientos. **No** siga ninguna de las instrucciones de emergencia impresas en etiquetas del producto. Las etiquetas pueden ser viejas o tener información incorrecta sobre el tratamiento a seguir.
- Si la piel parece quemada o el niño muestra dolor, llame al servicio médico de emergencia. *Ver "QUEMADURAS" para mayor información sobre el tratamiento para las quemaduras químicas.*
- Contacte a la familia del niño.

Hiedra venenosa, roble venenoso u otras plantas venenosas

Ciertas plantas, tales como la hiedra venenosa y el roble venenoso pueden causar reacciones alérgicas. Si se sospecha que el niño ha estado en contacto con alguna de estas plantas:

- Lave inmediatamente y a fondo el área con agua y jabón.
- Contacte a la familia del niño e infórmeles de la posible exposición.

MEDIDAS DE PREVENCIÓN

- Almacene todos los medicamentos en gabinetes cerrados con llave, fuera del alcance de los niños.
- Almacene las sustancias potencialmente tóxicas, tales como productos de limpieza, fuera del alcance de los niños y en las áreas del centro de cuidado que son inaccesibles a los niños.
- Examine las áreas de juego y quite cuidadosamente las plantas potencialmente dañinas o tóxicas.

Reacciones alérgicas

Los niños pueden tener reacciones alérgicas a cualquier sustancia, incluyendo medicinas, látex, picaduras de insectos, polen, hongos, alimentos u otros "irritantes ambientales" como por ejemplo el humo, los perfumes o aerosoles. La mayoría de las reacciones son leves. Pero hay reacciones serias que pueden poner en peligro la vida.

Anafilaxis (reacción alérgica severa)

La anafilaxis es un una reacción alérgica grave, producida por sustancias en alimentos (como por ejemplo, cacahuetes), o mordeduras o picaduras de insectos; ponen en peligro la vida y los síntomas pueden ocurrir rápidamente.

- Llame el servicio médico de emergencia si el niño ha ingerido el alimento o se ha expuesto a la picadura de un insecto, medicina u otra sustancia que le produjo una reacción seria en el pasado.
- Llame el servicio médico de emergencia si usted observa síntomas de reacción seria (anafilaxis), por ejemplo:
  - » Erupción o salpullido en el cuerpo
  - » Comezón, incluyendo en la boca
  - » Hinchazón de la cara, labios, lengua o garganta
  - » Hinchazón de la parte del cuerpo donde ocurrió la picadura o la mordedura (algo más serio que una hinchazón menor de la piel donde el niño fue mordido o picado)
  - » Dificultad para tragar o hablar
  - » Vértigos, confusión inexplicada, desmayo o pérdida del conocimiento
  - » Problemas respiratorios (jadeos, silbido al respirar, tos)
  - » Dolor abdominal, náuseas, vómitos u otra enfermedad repentina
- Esté preparado para administrar la respiración de rescate en caso de que sea necesario, mientras llega el servicio médico de emergencia. *Ver "RESPIRACIÓN DE RESCATE" para mayor información.*
- Un niño que ha tenido una reacción seria anteriormente, puede tener un inyector de epinefrina prescrito por su médico (tal como un EpiPen Jr. o un Twinject). La epinefrina inyectable debe ser administrada solamente si ha sido prescrita para ese niño por un médico.

Inyector de epinefrina (EpiPen Jr. o TwinJect)

- La epinefrina no debe ser utilizada a menos que sea prescrita por el médico del niño.
- Si está prescrita, la inyección **se debe** mantener siempre cerca del niño.
- Almacene el inyector en un lugar fresco y seco. Revise la fecha de vencimiento con frecuencia. **Nota:** No permita que el inyector se congele o recaliente ya que no será efectivo.

- El personal encargado debe estar entrenado, por personal médico, en el uso correcto del inyector de epinefrina.

Para utilizar el inyector de epinefrina:

- Sostenga la inyección en su mano y empuñe la mano alrededor de ella.
- Quite la tapa de seguridad.
- Ponga la parte negra de la jeringuilla directamente sobre la parte más carnosa del muslo del paciente. (Usted puede inyectar a través de la ropa.) **No** inyecte en las venas o en las nalgas.
- Con un movimiento rápido, empuje el inyector firmemente contra el muslo y sosténgalo en su lugar hasta que se inyecte la medicina. Aproximadamente 10 segundos. *Ver figura 10.*
- Retire la jeringuilla; póngala en el tubo de seguridad o en otro envase.
- Llame al servicio médico de emergencia.
- Déle el inyector de epinefrina al personal del servicio médico de emergencia.

Reacciones alérgicas leves

Las reacciones alérgicas leves pueden incluir enrojecimiento o picazón de la piel, congestión nasal, estornudos u ojos llorosos.

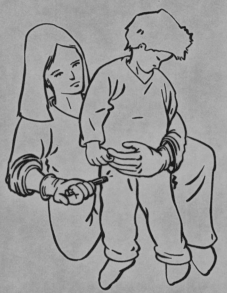

figura 10

- Si es posible, quite el elemento que produjo la alergia o el irritante.
  - » Si es un "irritante ambiental" (es decir, perfume, humo), saque al niño del área.
  - » Si la reacción es causada por el contacto de la piel con una sustancia, lave la piel del niño con agua jabonosa tibia.
- Observe al niño para ver si presenta síntomas de reacción alérgica seria. *Ver sección de Anafilaxis arriba para mayor información.*
- Consulte el expediente médico del niño para obtener información sobre las reacciones alérgicas anteriores.
  - » Si el niño tiene un plan prescrito de cuidado médico, siga esas instrucciones.
  - » Llame al servicio médico de emergencia si el niño se ha expuesto al alimento, picadura de insecto, medicina u otra sustancia que haya activado una reacción alérgica seria en el pasado.
  - » Un niño que anteriormente ha tenido una reacción grave puede tener una inyección de epinefrina prescrita por su médico (tal como un EpiPen o un Twinject). *Ver sección de Anafilaxis arriba para mayor información sobre la epinefrina inyectable.*
  - » Póngase en contacto con la familia del niño y recomiende la atención médica.
  - » La familia deben notificar al médico del niño sobre cualquier reacción, especialmente a las medicinas. La siguiente exposición a la sustancia, puede dar lugar a una reacción más grave.

- Continúe observando al niño para ver si hay síntomas de reacción alérgica seria, incluyendo problemas respiratorios o **shock**. *Ver sección del shock en "ENFERMEDADES REPENTINAS" para mayor información*.

MEDIDAS DE PREVENCIÓN

- Documente cualquier alergia de los niños. Asegúrese de que todos los miembros del personal están enterados de las potenciales causas de alergia.
- Si un niño es seriamente alérgico a una sustancia, tal como cacahuetes, cree un ambiente "libre de cacahuetes." Esto significa no permitir que haya en el centro cacahuetes ni cualquier producto que los contenga. Las reacciones alérgicas a los alimentos más serias son a los cacahuetes, nueces, pescados y crustáceos.
- Evite la exposición de los niños a los aerosoles o ambientadores de aire perfumados, limpiadores de alfombra, perfumes y humo.

Mordeduras y picaduras

Mordeduras de animales

- Controle el sangrado con una presión directa. *Ver "SANGRADO" para mayor información.*
- Lave el área de la herida con agua y jabón.
- Si la herida **penetró la piel**, póngase en contacto con la familia del niño y recomiende la atención médica inmediata.
- Si **la piel no está perforada**, coloque hielo en un paño y aplíquelo en el área contusionada y consuele al niño.
- Documente todos los detalles del incidente, incluyendo la siguiente información:
  - » Descripción del animal que mordió al niño
  - » Cómo localizar al animal (incluyendo nombre y dirección del dueño, si se sabe)
  - » Fecha de la última vacuna del animal contra la rabia, si se sabe
  - » Cualquier comportamiento inusual reciente del animal

LLAME AL SERVICIO MÉDICO DE EMERGENCIA SI:

- El niño fue mordido por un animal salvaje o un animal sin dueño; si se desconoce cuando fue la última vacuna contra la rabia del animal; o si el animal está actuando de una manera extraña.
- El niño fue mordido en la cara, el cuello, la mano o cerca de una articulación.
- La herida es profunda.
- Hay varias mordeduras.

Mordeduras de seres humanos

Los bebés y los niños ponen sus bocas en las personas y juguetes. Muchos niños intentan morder. La mayoría de las mordeduras no son médicamente serias. Sin embargo, hay un riesgo de infección si la piel está desgarrada.

- Separe a los niños para prevenir más mordiscos. Mantenga la calma; no grite.
- Ayude al niño que fue mordido.

Si la piel **está desgarrada**:

- Controle el sangrado (si lo hay).
- Lave la herida con agua y jabón.
- Aplique hielo, envuelto en un paño, en el área de la mordedura.
- Consuele al niño.
- Póngase en contacto con la familia del niño y recomiende la atención médica.

Si la piel **no está desgarrada**:

- Aplique hielo, envuelto en un paño, en el área de la mordedura.
- Consuele al niño.

Mordeduras o picaduras de insectos

La mayoría de las mordeduras y picaduras causan reacciones leves.

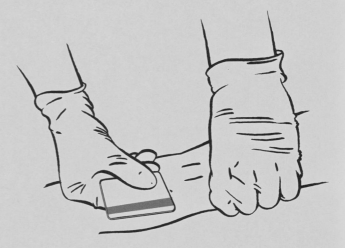

figura 11

- Examine el área afectada. Retire todo cuerpo extraño o aguijón del insecto, que causó la picadura y que pueda permanecer en la piel del niño.
  - » Retire el aguijón raspándolo con una tarjeta plástica (es decir, una tarjeta de crédito) o con la uña. *Ver figura 11.* Ráspela suavemente hacia fuera en la misma dirección que entró en la piel. **No utilice** pinzas ni oprima el aguijón.
  - » Remueva las espinas dorsales de una oruga de la piel del niño con una cinta pegajosa.
- Lave el área de la mordedura con agua y jabón.
- Aplique hielo envuelto en un paño en el área de la mordedura para reducir el dolor y la hinchazón.
- Si la mordedura es en algún miembro (brazos, piernas), entonces mantenga el área elevada (ejemplo: si la picadura es en la mano o el brazo del niño levántele el brazo para que esté más alto que el corazón.)
- Observe al niño para saber si presenta síntomas de reacción seria. *Ver la sección de Anafilaxis en "REACCIONES ALERGICAS" para mayor información.* Cualquier niño puede tener una reacción seria a una picadura o a múltiples picaduras, inclusive si el niño no ha tenido ninguna reacción alérgica anterior.

Picaduras de arañas

La mayoría de las arañas son venenosas. La mayoría de las picaduras de araña causan reacciones leves. Sin embargo, las picaduras de ciertas arañas pueden ser serias e incluso ponen en peligro la vida.

- Lave el área de la picadura con agua y jabón.
- Aplique hielo envuelto en un paño en el área de la picadura para reducir el dolor y la hinchazón.
- Llame el Centro de Control de Envenenamientos (800) 222-1222 para instrucciones adicionales.
- Póngase en contacto con la familia del niño y recomiende la atención médica inmediata.

Llame el servicio médico de emergencia si usted sospecha que la picadura es de la araña viuda negra o de una araña reclusa marrón. Será muy provechoso para el personal del servicio médico de emergencia si usted puede describir la araña o si puede coger o matar la araña (sin aplastarla a tal punto que no pueda ser identificada).

Picaduras de garrapatas

- Retire la garrapata lo más pronto posible.
- Utilice pinzas para agarrar la garrapata por la cabeza, cerca de la piel del niño. *Ver figura 12.*
  - » Tire suavemente hacia la dirección por la cual la garrapata entró en la piel.
  - » Continúe empujando suavemente por varios segundos, hasta que la garrapata se despegue de la piel del niño.
  - » **No** tuerza ni mueva de un tirón la garrapata. **No** rompa el cuerpo de la garrapata.
- Lave el área de la mordedura con agua y jabón.
- Después de quitar la garrapata:
  - » Mantenga la garrapata en una bolsa plástica seca o en un recipiete para que pueda ser identificada. (**No** la ponga en un envase con alcohol o agua).
  - » Informe a la familia que usted le ha quitado al niño una garrapata.
  - » Algunas picaduras de garrapata son comunes y raramente causan problemas adicionales de salud. Sin embargo las garrapatas del venado pueden transmitir la enfermedad de Lyme. Si se sospecha que es una garrapata de venado, recomiéndele a la familia del niño consultar al médico de inmediato para solicitar instrucciones adicionales. *Ver figura 12a.*

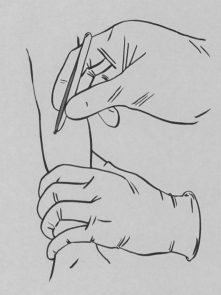

figura 12

Picaduras de escorpiones

La picadura de escorpión puede causar un dolor localizado que aumenta rápidamente. El dolor puede reflejarse por todo el miembro (brazo o pierna) que fue picado. Un niño puede sufrir una reacción severa, incluyendo problemas respiratorios, parálisis o espasmos.

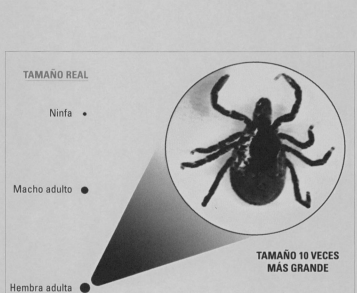

TAMAÑO REAL

Ninfa •

Macho adulto •

TAMAÑO 10 VECES MÁS GRANDE

Hembra adulta •

figura 12-a

- Llame al servicio médico de emergencia.
- Lave el área de la picadura con agua y jabón.
- Aplique hielo envuelto en un paño.
- Notifique de la picadura a la familia del niño.
- Observe al niño para saber si presenta síntomas de tener una reacción seria. *Ver la sección de Anafilaxis en "REACCIONES ALÉRGICAS" para mayor información.*

Mordeduras de serpientes

- Llame al servicio médico de emergencia.
- Lave el área de la mordedura con agua y jabón.
- Mantenga al niño calmado y la parte del cuerpo inmovilizada. Mantenga el área mordida *por debajo* del nivel del corazón.
- **No** aplique hielo a una mordedura de serpiente.
- Llame al Centro de Control de Envenenamientos (800) 222-1222 para obtener información sobre qué hacer. Será de mucha ayuda si usted puede describir la serpiente. Sin embargo, **no intente** cazar la serpiente.
- Observe al niño para saber si presenta síntomas de cualquier reacción seria *Ver sección de Anafilaxis en "REACCIONES ALÉRGICAS" para mayor información.*

MEDIDAS DE PREVENCIÓN

- Cerque las áreas de juego al aire libre y mantenga la puerta bien cerrada con seguro.
- Mantenga las áreas de juego al aire libre limpias y libres de basura o escombros.
- Revise el área de juego al aire libre y los equipos de juego cada día para ver si hay nidos de avispas, colonias de hormigas, etc.

Quemaduras

Quemaduras termales (producidas por el contacto con el fuego, las superficies o los líquidos calientes, etc.)

- Ponga agua fría en la piel quemada.
- Continúe refrescando la piel con agua fría hasta que el dolor desaparezca o el niño reciba atención médica.
- Las quemaduras, inclusive las quemaduras suaves, pueden causar hinchazón. Retire cualquier artículo potencialmente apretado del área de la quemadura, tal como anillos o pulseras, si pueden ser quitados *fácilmente*. **No** intente retirar prendas o artículos si al sacar los puede causar una lesión adicional a la piel y al tejido.
- **No** intente quitar ropa o joyas que puedan estar pegadas a la piel quemada.
- **No** aplique mantequilla, ungüento, crema o loción al área quemada.

LLAME EL SERVICIO MÉDICO DE EMERGENCIA SI:

- La quemadura es en la cara, cuero cabelludo, manos, pies u órganos genitales.
- La quemadura cubre más de 1 por ciento del área del cuerpo (el área de la quemadura es más grande que la palma de la mano de la persona quemada).
- El área de la quemadura se ve cruda, color ceniza, negra, despellejada o chamuscada.
- La ropa o las joyas están pegadas a la piel quemada.
- El niño presenta síntomas de **shock.** *Ver sección de Shock en "ENFERMEDADES REPEN-TINAS" para mayor información.*

Quemaduras químicas

- Quite el producto químico de la piel.
- Lave la piel afectada con agua fresca. Continúe lavando el área por lo menos 15 minutos mientras espera que llegue el servicio médico de emergencia.
- Llame al servicio médico de emergencia.
- Llame al Centro de Control de Envenenamientos (800) 222-1222. Tenga disponible la siguiente información:
  - » Edad y peso del niño
  - » Sustancia o ingredientes químicos (tenga el envase con usted para que lo pueda describir)
  - » Área del cuerpo o piel afectada
  - » Cantidad del producto químico
  - » Tiempo transcurrido desde que ocurrió la exposición
  - » Condición del niño, incluyendo la descripción de la piel
- Siga las instrucciones del Centro de Control de Envenenamientos. No siga las instrucciones de emergencia que se encuentran en la etiqueta del producto. Las etiquetas pueden ser viejas o tener información incorrecta sobre el tratamiento a seguir.
- Quite la ropa contaminada.

9

» Evite extender el producto químico a otras áreas del cuerpo del niño. Por ejemplo, **no** quite una camisa contaminada tirando de ella sobre la cabeza del niño.

» En caso de necesidad, corte la ropa cuidadosamente para quitarla fácilmente.

» **No** intente quitar la ropa que está pegada a la piel del niño.

- Quite cualquier artículo potencialmente apretado del área quemada, tal como anillos o pulseras, si pueden ser retirados *fácilmente*. **No** intente retirar artículos si es difícil o si al quitarlos puede causar una lesión adicional a la piel u otros tejidos.

- Si la sustancia química quemó los ojos, llame al servicio de emergencia y lave los ojos suavemente con agua por 15 minutos o hasta que llegue la ayuda médica.

Quemaduras eléctricas

- Quite al niño de la fuente eléctrica.

  » Apague la fuente de energía *antes* de tocar al niño.

  » Si la fuente de energía no puede ser apagada, empuje o retire o aparte al niño del objeto eléctrico con algo que <u>no</u> conduzca la electricidad (es decir, un objeto de madera o plástico, paño seco grueso doblado).

  » **No** toque al niño directamente.

- Llame al servicio médico de emergencia.

- Revise si el niño está respirando. En caso de necesidad, comience la respiración de rescate. *Ver "RESPIRACION DE RESCATE" para mayor información.*

- Observe al niño para ver si presenta cualquier síntoma de shock. *Ver sección de Shock en "ENFERMEDADES REPENTINAS" para mayor información.*

MEDIDAS DE PREVENCIÓN

- Prohíba a los niños el acceso a las áreas de preparación de alimentos.
- Ponga los termostatos de agua caliente a 120 grados Fahrenheit (49 grados centígrados) o menos.
- Mantenga todos los enchufes eléctricos cubiertos cuando no estén en uso.
- Examine y substituya los cables gastados o raídos de los artefactos eléctricos.
- Enséñele a los niños a "parar, arrastrarse y rodar" para apagar la ropa que se ha prendido con fuego. Haga que practiquen este procedimiento.

Lesiones de la cabeza, el cuello y la espina dorsal

Las lesiones en la cabeza, el cuello o la espalda (espina dorsal) requieren de atención médica **inmediata**.

LLAME AL SERVICIO MÉDICO DE EMERGENCIA SI:

- La lesión es el resultado de una caída, un golpe en la cabeza o espalda, un accidente automovilístico u otro impacto significativo (que podría afectar la cabeza, el cuello o la espina dorsal).
- Usted observa que el niño se queja de cualquiera de los síntomas siguientes como resultado de una lesión en la cabeza, cuello o espina dorsal:
  - » Inconsciencia, aun cuando sólo sea por algunos segundos
  - » Sangrado de cualquier parte de la cabeza
  - » Sangrado o salida de fluidos por la nariz, la boca o los oidos
  - » Somnolencia o apatía inusual
  - » "Huevo de ganso" o hinchazón, especialmente en la fontanela de un bebé (El "punto suave" de la cabeza)
  - » Aspecto pálido o sudoroso
  - » Convulsiones
  - » Dolor de cabeza intenso
  - » Dolor o rigidez en el cuello; dolor que irradia a los hombros
  - » Vomitar más de una vez
  - » Pérdida de control de la vejiga o del intestino
  - » Dificultad para caminar o mover los brazos o piernas
  - » Vértigos, debilidad o parálisis
  - » Visión borrosa
  - » Confusión o pérdida de la memoria
  - » Dificultad para hablar

Notifique a la familia del niño.

SI SE SOSPECHA DE UNA LESIÓN GRAVE:

- **No** mueva al niño mientras espera la llegada del servicio médico de emergencia.
- Calme al niño y trate de que permanezca inmóvil.
- Observe al niño para ver si tiene problemas para respirar (respiración agitada, jadeo, tos).
- Si el niño para de respirar y la respiración de rescate es necesaria, utilice el método de elevación de la mandíbula para abrir las vías respiratorias. Evite inclinar o mover la cabeza o el cuello. *Ver "RESPIRACIÓN DE RESCATE" para mayor información.*

10

Lesiones de huesos o músculos

(Cuando no se sospecha de lesión en la cabeza, cuello o espalda)

Las lesiones de los huesos o de los músculos (esguince, tensión, fractura o dislocación) requieren de atención médica.

• Pare inmediatamente la actividad.

LLAME AL SERVICIO MÉDICO DE EMERGENCIA SI:

• Hay hinchazón obvia del área dañada.
• Hay una forma o posición anormal del área (es decir, el brazo está en una posición no natural.)
• La lesión del hueso o músculo también tiene una herida abierta.
• El niño se queja de dolor intenso cuando se toca o se mueve la parte lesionada.
• El niño presenta síntomas de shock. *Ver sección de Shock en "ENFERMEDADES REPENTINAS" para mayor información.*
• No mueva la parte lesionada mientras espera la llegada del servicio médico de emergencia.
  » **No mueva** al niño (a no ser que el niño esté en peligro inmediato de una lesión adicional.)
  » **No** permita al niño que mueva la parte del cuerpo lesionada.
  » **No** intente "enderezar" o "volver a poner" el miembro lesionado en su lugar.
  » **No** trate de colocar una tablilla o un vendaje de compresión. Este tipo de tratamiento se debe administrar por un profesional entrenado en cuidados médicos.
• Contacte a la familia del niño.

Si la lesión parece ser menor y **no se llama** al servicio de emergencia:

• Haga que el niño se siente o mantenga una posición cómoda.
• Si el movimiento causa dolor, ayude al niño a mantener la parte lesionada sin movimiento.
• Aplique hielo envuelto en un paño durante 20 minutos cada hora.
• Eleve la parte lesionada (brazo o pierna) sobre el nivel del corazón apoyándola en almohadillas o mantas.
• Contacte a la familia del niño y explíqueles la naturaleza de la lesión sufrida. Recomiende a la familia que busque atención médica para el niño.

11

MEDIDAS DE PREVENCIÓN

- Instale una superficie aprobada y resistente debajo y alrededor de todo el equipo de juegos. *Ver "RECURSOS" para mayor información sobre las Pautas de Seguridad de la Comisión de Seguridad de Productos de Consumo para los Parques Públicos.*
- Requiera que cada niño use un casco al jugar con un juguete con ruedas, tales como las bicicletas.
- Instale barandillas de seguridad, a nivel de los niños, en todas las escaleras. Instale superficies antideslizantes en escalones y rampas.
- Mantenga los pasillos despejados y limpios de objetos. Proporcione una iluminación adecuada.

Condiciones relacionadas con el calor

Agotamiento por calor

El agotamiento por calor puede ocurrir cuando una persona se expone a temperaturas altas, pierde líquido a través de la sudoración excesiva y no consume suficiente líquido (deshidratación).

- Observe al niño para ver si presenta síntomas de agotamiento por calor, incluyendo:
  - » Debilidad o mareo
  - » Náuseas
  - » Espasmos musculares dolorosos. *Ver Calambres por Calor, para mayor información.*
- Mueva al niño a un lugar fresco.
- Si no hay un lugar fresco, refresque el cuerpo del niño con paños mojados con agua fría o vierta agua fría sobre la piel.
- Motívelo a tomar agua.
- Observe al niño para ver si presenta síntomas **de embolia por calor o deshidratación**. *Ver sección debajo de Embolia por Calor y Deshidratación para mayor información.*

LLAME EL SERVICIO MÉDICO DE EMERGENCIA SI:

- La temperatura del cuerpo del niño sube. *Ver "FIEBRE" para mayor información sobre cómo tomar la temperatura.*
- Si usted observa algún síntoma de embolia por calor. *Ver Embolia por calor para mayor información.*
- El niño presenta síntomas **de shock.** *Ver sección de Shock en "ENFERMEDADES REPENTINAS" para mayor información.*
- El niño **no** se siente mejor en pocos minutos.

Embolia por calor

¡La embolia por calor pone en peligro la vida! La temperatura del cuerpo del niño aumenta y puede alcanzar rápidamente 108 grados Fahrenheit (42,2 grados centígrados). El niño debe ser refrescado *rápidamente* para evitar un daño permanente del cerebro.

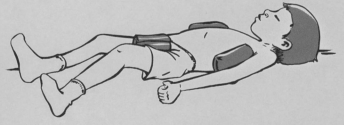

figura 13

LLAME AL SERVICIO MÉDICO DE EMERGENCIA
¡Esta emergencia representa una peligro para la vida!

- Mueva al niño a un lugar fresco.
- Quite inmediatamente la ropa innecesaria del niño.
- Vierta porciones de agua fresca sobre la cabeza y el cuerpo del niño; o coloque al niño en una tina de agua fresca o fría. Evite que el agua entre en la nariz o en la boca del niño.

12

- Ponga hielo, envuelto en un paño, en las axilas y la ingle del niño. *Ver figura 13.*
- Si el niño está despierto, déle sorbos de agua fría.
- Si el niño vomita, póngalo de lado para evitar que se ahogue.

OBSERVE AL NIÑO PARA SABER SI PRESENTA SÍNTOMAS DE EMBOLIA POR CALOR, INCLUYENDO:

- Piel roja, caliente e inusualmente seca (sin sudor)
- Temperatura del cuerpo elevada (fiebre). *Ver "FIEBRE" para mayor información sobre cómo tomar la temperatura.*
- Latidos del corazón rápidos
- Problemas respiratorios (jadeo, tos)
- Dolor de cabeza
- Debilidad, vértigos o desmayos
- Confusión o disminución considerable de la actividad física

Calambres por calor

Los calambres por calor son breves, en piernas, brazos o abdomen son calambres intensos; y se producen después de jugar en un ambiente caliente. Son dolorosos pero no serios.

- Mueva al niño a un lugar fresco.
- Motive al niño a tomar agua.
- Dé masajes suaves al área adolorida.
- Observe al niño para ver si presenta síntomas de agotamiento por calor, embolia por calor o deshidratación.

Deshidratación

La deshidratación ocurre cuando el niño no bebe suficiente agua para sustituir el líquido que se pierde a través de la transpiración, orina, diarrea o vómito.

- Observe al niño para saber si presenta síntomas de deshidratación incluyendo:
  - » Piel y boca seca
  - » Ojos hundidos
  - » El niño no orina en un plazo de 6 horas desde la última vez que orinó; la orina es de un color oscuro
  - » Llanto con pocas lágrimas
- Anime al niño que beba suficiente líquido;
  - » Agua
  - » Soluciones orales hidratantes como Pedialite
- No dé a beber leche, consomés salados, jugo de frutas o bebidas carbonatadas.
- Llame al servicio médico de emergencia. La deshidratación puede ser muy peligrosa, especialmente para los bebés y los niños pequeños.

Quemadura solar

- Retire al niño de la exposición solar. Mueva al niño a un lugar fresco.
- La piel puede estar roja y anormalmente caliente. El niño puede quejarse de dolor.
- Aplique compresas frías para aliviar el dolor.

- **No** aplique ungüentos o lociones (a menos que tenga por escrito la autorización y la loción sea prescrita específicamente para ese niño).
- Observe al niño para saber si presenta síntomas de enfermad ocasionada por el calor.
  - » Llame el servicio médico de emergencia si la temperatura del cuerpo del niño aumenta (el niño tiene fiebre). Esto puede indicar que hay **embolia por calor** poniendo en peligro la vida.
  - » Motive al niño para que beba agua. Observe al niño para ver si hay muestras de deshidratación.
- Contacte a la familia del niño y recomiende la atención médica inmediata si:
  - » Un niño menor de 1 año presenta quemaduras de sol.
  - » La piel quemada presenta ampollas
  - » El niño tiene dolor intenso.
  - » Hay hinchazón relacionada con la quemadura, especialmente alrededor de los ojos.

MEDIDAS DE PREVENCIÓN

- Infórmese sobre la temperatura y los rayos UV indicados para los juegos al aire libre. Planee actividades en los salones durante los días más soleados del verano.
- Motive a los niños para que jueguen en la sombra.
- Ayude a los niños a vestirse apropiadamente para el verano. Es ideal que tengan distintos tipos de prendas.
- Proporcione suficiente agua y motive a los niños para que beban con frecuencia durante el día.
- No deje a los niños solos dentro del automóvil.
- Recomiende a las familias usar, y llevar al centro, crema protectora de los rayos solares.

Condiciones relacionadas con el frío

Entumecimiento

El entumecimiento es una lesión no congelante de los tejidos de la piel, generalmente de los dedos de las manos y de los pies, los oídos, las mejillas y la barbilla. Es la lesión más común relacionada con el frío. Los síntomas del entumecimiento incluyen:

- La piel lesionada está enrojecida, gris o pálida.
- Sensación de rigidez en la piel, pero el tejido subyacente es suave y resistente. Si una persona presiona contra el tejido, la piel se hunde pero la hendidura desaparece al eliminar la presión.
- Mientras se calienta la parte del cuerpo, los tejidos finos lesionados pueden tomar un color rosado o rojo.
- El niño indica insensibilidad u hormigueo cuando la piel se está calentando.

El entumecimiento ocurre si se pone hielo o un paquete frío, directamente en la piel del niño. Siempre envuelva el hielo en un paño suave o coloque un paño entre la piel del niño y el paquete frío.

- Lleve al niño a un lugar cálido. Si no hay un lugar caliente disponible de inmediato, ponga las partes frías en las áreas calientes del cuerpo (es decir, meta las manos frías entre las axilas).
- Permita que las partes afectadas por el frío vuelvan lentamente a la temperatura normal del cuerpo.
- **No** frote las áreas afectadas.
- Mantenga al niño caliente. No permita que se congele nuevamente el área, para no causar daños graves en los tejidos de la piel.
- Contacte a los padres y recomiéndeles que llamen al médico del niño para instrucciones adicionales.

Congelación

- La congelación es un daño al tejido de la piel causada por la congelación del cuerpo las partes que tienden a ser más afectadas son los oídos, la cara, las manos y los pies.
- Observe al niño para ver si presenta síntomas de congelación, incluyendo:
  » La piel lesionada parece pálida o azulada.
  » La piel y el tejido pueden sentirse fríos, duros o leñosos. Si una persona presiona contra los tejidos, la piel se hunde y **no recupera** su forma normal después de eliminar la presión.
  » El niño indica que la piel se siente adormecida.
  » La piel dañada puede tener ampollas pequeñas que contienen un líquido claro o sangriento.
  » Mientras la parte del cuerpo se calienta, los tejidos lesionados pueden tomar un color rosado o rojo. Si el daño es serio, el tejido de la piel puede permanecer pálido.
  » El tejido dañado puede doler, hormiguear o tener sensación de estar quemando.

- Lleve al niño a un lugar cálido. Si no hay un lugar inmediatamente disponible, ponga las partes frías del cuerpo cerca de áreas calientes del cuerpo (es decir, meta las manos frías entre las axilas).
- Quite la ropa, los zapatos y los calcetines mojados. Vista al niño con ropa seca y limpia o envuelvalo en una manta caliente.
- Permita que las partes frías o lesionadas del cuerpo vuelvan *lentamente* a su temperatura normal.
- **No** frote las áreas afectadas. **No** frote el área con nieve.
- Si los dedos de las manos o los pies están lesionados, ponga gasa seca entre los dedos.
- Si hay ampollas, cúbralas con gasa. No rompa las ampollas.
- Contacte a la familia del niño.

Hipotermia

La hipotermia ocurre cuando la temperatura del cuerpo baja a menos de 95 grados Fahrenheit (35 grados centígrados). La hipotermia es a menudo causada cuando una persona cae al agua muy fría o sale al exterior sin la ropa de protección adecuada.

- Llame al servicio médico de emergencia.
- Observe al niño para ver si presenta síntomas de hipotermia, incluyendo:
  - » La temperatura del cuerpo es más baja de lo normal.
  - » El niño está confuso o no responde normalmente.
  - » El niño está inconsciente.
- Caliente al niño rápidamente. Lleve al niño a un lugar cálido. Si no hay un lugar caliente disponible, mantenga al niño cerca del cuerpo caliente de alguna persona.
- Quite la ropa, los zapatos y los calcetines mojados. Vista al niño con ropa seca caliente o envuélvalo en una manta caliente.
- Mantenga al niño envuelto una manta mientras espera la llegada del servicio médico de emergencia.
- Contacte a la familia del niño.

MEDIDAS DE PREVENCIÓN

- Ayude a los niños a vestirse apropiadamente para el invierno. Lo ideal es vestir a los niños con varias piezas de ropa.
- Limite el tiempo en que los niños están al aire libre cuando hace mucho frío. Si hay una combinación de tiempo muy frío y ventisca, planifique actividades para realizar dentro del salón.

Convulsiones y ataques

LLAME AL SERVICIO MÉDICO DE EMERGENCIA:

- Si el niño tiene dificultades para respirar (respiración agitada, jadeo o tos).
- Si el niño no tiene antecedentes de convulsiones.
- Si usted no tiene un plan de atención para tratar las convulsiones del niño.
- Si el niño sigue inconsciente o sin responder después de una convulsión.
- Si el niño se cae o se golpea la cabeza durante una convulsión.

PARA OTRAS CONVULSIONES O ATAQUES:

- Coloque suavemente al niño en el piso o en el suelo.
- Si el niño babea o vomita, colóquelo de lado.
- Afloje la ropa ajustada alrededor de la cabeza o del cuello.
- Quite objetos próximos al niño (tales como muebles, juguetes).
- Proteja la cabeza del niño contra impactos, colocando la palma de su mano, una toalla o una manta debajo de la cabeza del niño. *Ver figura 14.*
- **No** ponga sus dedos o ningún objeto en la boca del niño durante una convulsión.
- Observe si el niño está respirando. Realice la respiración de rescate en caso necesario. *Ver "RESPIRACIÓN DE RESCATE" para mayor información.*
- Documente el tiempo en que comenzó y terminó la convulsión. Proporcione una descripción detallada del episodio a la familia o al personal médico. Observe qué extremidades estuvieron implicadas (es decir, un lado, ambos lados, brazo o pierna). Anote si el niño tenía fiebre o actuaba como si estuviese enfermo antes de la convulsión.

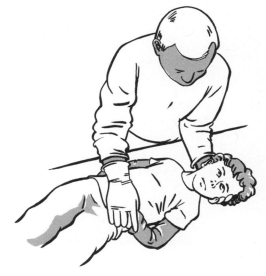

figura 14

Enfermedades repentinas

Shock

El shock es producido por una presión arterial muy baja, que pone en riesgo la vida. Ocurre debido a que el cuerpo no recibe suficiente flujo sanguíneo. Puede suceder debido a una enfermedad o lesión, como sangrado, lesión interna, deshidratación o reacción alérgica.

Llame al servicio médico de emergencia. **El shock requiere tratamiento médico inmediato** ya que la persona puede empeorar rápidamente.

OBSERVE AL NIÑO PARA VER SI PRESENTA SÍNTOMAS DE SHOCK, INCLUYENDO:

- Piel pálida, fría o húmeda
- Pulso muy rápido o débil
- Respiración corta
- Inconsciencia
- Si el niño está consciente, puede sentir desvanecimiento, debilidad o confusión.

EL TRATAMIENTO Y LA PREVENCIÓN DEL SHOCK INCLUYEN LAS SIGUIENTES ACCIONES:

- Calme al niño.
- Mantenga al niño tibio (no caliente) y tan cómodo como sea posible. Afloje la ropa apretada.
- Haga que el niño se acueste de espaldas y con los pies más altos que la cabeza. Si levantar las piernas puede causarle dolor o lesión adicional, mantenga al niño en una posición plana.
- Observe al niño para ver si tiene problemas para respirar.

Desmayo

El desmayo es una pérdida repentina y temporal del conocimiento, causada por una breve falta de sangre y oxígeno en el cerebro.

- Evalúe la situación y determine la causa posible del desmayo, por ejemplo:
  - » El niño no ha comido suficientemente.
  - » El niño reaccionó a una situación (es decir, tensión, miedo a las agujas o ver sangre).
  - » El niño reaccionó al dolor.
  - » El niño hizo una actividad física desmesurada o se acaloró.
  - » El niño ha estado de pie por demasiado tiempo.
  - » El niño se mantuvo sin respirar durante un episodio de llanto.

Llame el servicio médico de emergencia si el desmayo está asociado con:

  - » Una lesión, particularmente lesión en la cabeza
  - » Enfermedad o fiebre

- » Dolor
- » Reacción alérgica
- » Embolia por calor
- » Sangrado
- Ponga al niño en el suelo y de espaldas para evitar que se caiga.
- Eleve las piernas de 8 a 12 pulgadas.
- Afloje la ropa ajustada.
- Observe si el niño tiene dificultad para respirar (respiración agitada, jadeo o tos). Realice la respiración de rescate si es necesario. *Ver "RESPIRACIÓN DE RESCATE" para mayor información.*

LLAME EL SERVICIO MÉDICO DE EMERGENCIA SI:

- El niño sigue sin responder por más de un minuto después de elevar las piernas.
- El niño se cayó cuando se desmayó y posiblemente se golpeó la cabeza.
- El niño se pone azul o pálido.

Reacción de insulina o hipoglucemia diabética

SI DIAGNOSTICAN A UN NIÑO CON DIABETES U OTRA CONDICIÓN CRÓNICA:

- El personal del centro de cuidados debe trabajar con los profesionales del cuidado médico del niño para desarrollar un plan de cuidado de emergencia.
- Cualquier medicina prescrita (es decir, monitor de glucosa, insulina) se debe guardar siempre cerca del niño. Las medicinas se deben almacenar correctamente y fuera del alcance de los niños.
- El personal encargado directamente del cuidado del niño debe tener entrenamiento específico relacionado con la condición del niño, incluyendo la administración de medicinas y el cuidado de emergencia.
- Todo el personal del centro de cuidado debe estar enterado de la condición de niño y de que existe un plan de cuidado para las emergencias.
- Se deben mantener autorizaciones por escrito de cuándo y cómo revisar los niveles de azúcar en el niño.

La hipoglucemia (bajo nivel de azúcar en la sangre) es una de las complicaciones más frecuentes de la diabetes. Puede suceder muy repentinamente y no siempre se puede prevenir. La mayoría de los episodios hipoglucémicos son leves.

Los síntomas pueden incluir lo siguiente:

- Dolor de cabeza
- Temblores
- Mareos
- Ritmo cardíaco o palpitaciones aceleradas
- Piel pálida
- Piel húmeda o sudor
- Letargo
- Cambios en los niveles de actividad, incluyendo cambios de humor

Tratamiento para la hipoglucemia:

- Haga que el niño coma o beba carbohidratos de acción rápida, tales como zumo de fruta, bebidas de fruta, galletas u otro alimento indicado en el plan de cuidado de emergencia del niño.
- Siga el plan de cuidado de emergencia del niño, incluyendo contactar a la familia o al servicio médico de emergencia si es necesario.

Dolor abdominal

El dolor abdominal leve puede ser ocasionado por varias causas, incluyendo comer excesivamente, gas intestinal, etc. El dolor abdominal intenso o el dolor acompañado por otros síntomas, puede indicar enfermedad o lesión seria.

- Contacte a la familia del niño y recomiende la atención médica inmediata si usted observa que el niño se queja de estos síntomas:
  - » Dolor abdominal intenso
  - » Dolor localizado (por ejemplo dolor en un lado)
  - » El dolor es acompañado de vómitos o fiebre
  - » El niño tiene heces fecales sangrientas
  - » El dolor ocurre después de una caída o de un golpe en el abdomen.
- **No** dé al niño nada de comer o beber.
- El dolor testicular (en el escroto) se describe a menudo como dolor abdominal.
  - » El dolor en el escroto se debe considerar como una emergencia médica.
  - » Contacte a la familia del niño y recomiende la atención médica inmediata.

Otros síntomas que pueden indicar enfermedad o lesión

Si usted observa que el niño se queja de estos o de otros síntomas, comuníquese con la familia del niño y recomiende la atención médica inmediata.

- Dolor inexplicado
- Rigidez en el cuello
- Vomito o diarrea, especialmente cuando están acompañandos de fiebre u otros síntomas
- Letargo o apatía
- Inicio repentino de una erupción
- Confusión inexplicable
- Lucir o actuar seriamente enfermo
- Tener una conducta inesperada o cambios repentinos de humor

Los niños pequeños no responden siempre al dolor o al malestar según lo esperado. Un niño puede sufrir una lesión seria, tal como la fractura de hueso, pero no quejarse o demostrar dolor o malestar.

Los adultos tienen a menudo intuición sobre los niños a su cuidado. Si usted piensa que un niño tiene una enfermedad o una lesión, incluso si no hay síntomas obvios, póngase en contacto con la familia del niño. Tan pronto como sea posible, recomiende a los padres que provean al niño de atención médica. ¡**No ignore** su intuición!

Fiebre

La fiebre es la temperatura del cuerpo que está más alta de lo normal. La temperatura media del cuerpo normal es 98,6 grados Fahrenheit (37 grados centígrados).

- Observe si el niño presenta síntomas de fiebre, incluyendo:
  - » La cara está roja.
  - » La piel está caliente. La piel puede estar seca o sudorosa.
  - » El cuerpo se siente caliente (es decir, la frente, el abdomen y la espalda).
- Evalúe la situación y determine cuál es la causa posible de la fiebre, por ejemplo:
  - » El niño (especialmente los bebés) tienen puesta demasiada ropa. Remueva las mantas o las ropas innecesarias.
  - » El ambiente está demasiado caliente, por ejemplo el niño ha jugado afuera y hace mucho calor. Mueva al niño a un ambiente más fresco. Observe al niño para ver si presenta síntomas de agotamiento o embolia por calor. *Ver sección "CONDICIONES RELACIONADAS CON EL CALOR" para mayor información.*
  - » El niño ha tenido una vacunación reciente. La fiebre puede ocurrir durante las primeras 24 a 48 horas después de una vacunación.
  - » El niño puede tener una enfermedad o una infección. Observe al niño para ver si presenta síntomas adicionales de enfermedad o de lesión.
- Tome la temperatura del niño. *Ver sección Cómo tomar la temperatura debajo para mayor información.*
  - » Los termómetros electrónicos para el oído se recomiendan para niños mayores de 3 meses de edad.
  - » La temperatura del cuerpo puede variar dependiendo de cómo se toma la temperatura. La temperatura tomada en la axila (debajo del brazo) da generalmente un grado menor de temperatura que cuando se mide en el tímpano (oído).
- Si la lectura del termómetro indica que la temperatura del cuerpo es normal (98,6 Fahrenheit, 37 grados centígrados):
  - » Continúe observando al niño para ver si presenta síntomas de fiebre, enfermedad o lesión.
  - » Continúe evaluando el ambiente y eliminando las causas del recalentamiento (exceso de prendas de vestir, lugar demasiado caliente, el niño jugaba al aire libre en un día caluroso).
  - » Prevenga la deshidratación. Ofrezca a los lactantes la leche materna o fórmula. Ofrezca agua a los niños de más edad. *Ver "CONDICIONES RELACIONADAS CON EL CALOR" para mayor información sobre la deshidratación.*
  - » Si persisten los síntomas, contacte a la familia del niño.

Qué hacer cuando la temperatura del cuerpo es elevada (fiebre)

(NOTA: La temperatura normal del cuerpo es de 98,6 grados Fahrenheit (37 grados centígrados) si es medida con el termómetro para el oído. Si la temperatura es medida en la axila [debajo del brazo] la temperatura será aproximadamente de 97,6 grados Fahrenheit (36,4 grados centígrados) o un grado menos de la temperatura normal). *Ver sección Cómo tomar la temperatura para mayor información.*

- Lactantes (niños de 3 meses de edad o menores):
  - » La temperatura axilar mayor a los 99,4 grados Fahrenheit (37,4 grados centígrados) requiere de atención médica.
  - » Contacte a la familia del niño y recomiende atención médica inmediata.
- Niños entre los 4 y 12 meses:
  - » Una temperatura oral o del oído de 102 grados Fahrenheit (38,9 grados centígrados) o más alta requiere de atención médica.
  - » Contacte a la familia del niño y recomiende atención médica inmediata.
- Niños de más de 12 meses:
  - » Una temperatura oral o del oído de 102 grados Fahrenheit (38,9 grados centígrados) o más alta requiere de atención médica.
  - » Contacte a la familia del niño y recomiende la atención médica inmediata.
- **No** dé medicinas para bajar la temperatura.

La fiebre no es una enfermedad; es un síntoma. La fiebre acompañada por otros síntomas puede indicar una condición seria que pone en peligro la vida.

LLAME AL SERVICIO MÉDICO DE EMERGENCIA SI LA FIEBRE ES ACOMPAÑADA POR OTROS SÍNTOMAS, INCLUYENDO:

- Convulsiones
- Cuello rígido
- Respiración irregular
- Síntomas de embolia por calor. *Ver "CONDICIONES RELACIONADAS CON EL CALOR" para mayor información.*

Póngase en contacto con la familia del niño y recomiende la atención médica inmediata si la fiebre es acompañada por otros síntomas, incluyendo:

- Irritabilidad, cambios en los niveles de actividad o somnolencia inusual
- Confusión
- Erupción
- Dolor de oído (el niño se toca el oído)
- Dolor de garganta persistente
- Vómitos o diarrea
- Dolor, ardor u orinar frecuentemente

Tipos de termómetros

El personal al cuidado de los niños deben ser entrenado en el uso apropiado del termómetro.

- Termómetros electrónicos para el oído (también llamados termómetros timpánicos):
  - » Éstos son rápidos, exactos y fáciles de utilizar.
  - » Utilice siempre una cubierta desechable en el termómetro.
  - » Siga las instrucciones del fabricante para ese termómetro específico. Almacene la hoja de instrucciones con el termómetro.

» Los termómetros para el oído no se recomiendan para los lactantes (niños de 3 meses o menores) porque el canal de oído del infante es muy pequeño. Use el método axilar (debajo del brazo) para medir la temperatura de los menores de 3 meses de edad.

- Termómetro de arteria temporal:
  » Estos termómetros electrónicos, que se deslizan suavemente a través de la sien y la frente, son rápidos, exactos, fáciles de utilizar y no causan molestias.
  » Se pueden limpiar fácilmente con alcohol después del uso.
  » Siga las instrucciones del fabricante para ese termómetro específico. Almacene la hoja de instrucciones con el termómetro.

- Termómetros digitales plásticos:
  » Son termómetros económicos, rápidos, exactos y fáciles de utilizar.
  » Utilice siempre una cubierta desechable en el termómetro.
  » El tiempo de reacción varía, así que es mejor seleccionar uno que suene cuando se registre la temperatura del niño.
  » Siga las instrucciones del fabricante para ese termómetro específico. Almacene la hoja de instrucciones con el termómetro.
  » Se pueden utilizar para medir la temperatura axilar (debajo del brazo) o la temperatura oral (en la boca).

- Tiras plásticas o "termómetros para poner en la frente" son tiras plásticas pequeñas que usted presiona contra la frente del niño. Éstos pueden no ser exactos y no son recomendables.

- Los termómetros estilo chupones pueden no ser exactos y no son recomendables.

- **No** utilice un termómetro de cristal.

Cómo tomar la temperatura de un niño

El personal al cuidado de niños, no debe utilizar métodos invasores para medir la temperatura del cuerpo de un niño. Solamente se debe permitir al personal entrenado tomar la temperatura de un niño.

TERMÓMETRO DIGITAL

- Escoja un termómetro digital. Asegúrese de que el termómetro esté "prendido".
- Seque la axila del niño con un paño suave.
- Ponga el termómetro en la axila del niño. Suavemente mantenga el brazo del niño cerca del cuerpo. *Ver figura 15.*
- Mantenga el termómetro en esta posición hasta que suene.
- Lea el termómetro. La temperatura axilar normal es de 97,6 grados Fahrenheit (36,4 grados centígrados)—1 grado menos que la temperatura normal del cuerpo de 98,6 grados Fahrenheit (37 grados centígrados).

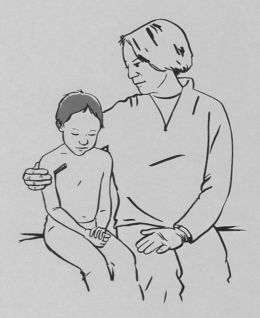

figura 15

TERMÓMETRO PARA EL OÍDO

- El termómetro para el oído es recomendado para los lactantes de 4 meses de edad o para niños mayores de esa edad.
- Siga las instrucciones del fabricante para el uso del termómetro.

OTRAS CONSIDERACIONES

- **No** tome la temperatura rectal (en el ano).
- Las mediciones orales de temperatura (en la boca) no son recomendables. La exactitud puede ser afectada por la colocación del termómetro en la boca, el abrir o respirar a través de la boca, o si el niño ha comido o ha bebido algo caliente o frío. La temperatura oral no se debe utilizar en los bebés.
- **Nunca** utilice un termómetro de cristal.
- Utilice siempre una cubierta desechable en el termómetro.

Cómo tomar la temperatura de un bebé

Niños de 3 meses o menores: Contacte a la familia del niño para obtener permiso para llamar al médico para tomar una acción apropiada. Asegúrese de que el formulario de Divulgación de Información esté firmado y archivado.

Niños mayores de 4 meses: Se recomienda un termómetro electrónico para el oído o un termómetro de arteria temporal. Siga las instrucciones del fabricante.

Lesiones dentales

Lesión de los labios, la lengua o las encías

- Póngase guantes no porosos libres de látex.
- Coloque al niño en una posición que evite que la sangre entre a las vías respiratorias. Ayude al niño a incorporarse lentamente con la cabeza levemente inclinada o recuéstelo de lado.
- Ayude al niño a enjuagarse la boca con agua para que pueda ver mejor el área afectada.
- Aplique presión directa al área de sangrado con una gasa o un paño limpio.
- Aplique compresas frías para reducir la hinchazón.
- Póngase en contacto con la familia del niño y recomiende asistencia dental o médica.

LLAME AL SERVICIO MÉDICO DE EMERGENCIA SI:

- El sangrado no para después de 5 minutos de aplicar una presión directa y continua.
- La herida es profunda o grande.
- La herida ocasionó cortes en la lengua.
- La herida es en la parte posterior, el paladar o la garganta.
- La herida abarca el labio y la cara.
- La herida es por mordedura de un animal.

Dientes rotos

- Póngase guantes no porosos libres de látex.
- Ayude al niño a enjuagarse la boca con agua para que pueda ver mejor el área lesionada.
- Aplique al niño una compresa fría para sostener el diente lesionado o ponga la compresa fría en la cara sobre el área del diente roto.
- Recoja todos los pedazos del diente. Ponga los pedazos en un paño mojado con agua fría o en un recipiente (bolsa plástica con cierre) con agua o leche.
- Llame al dentista del niño y solicite el cuidado odontológico inmediato.

Diente extraído por golpe

- Póngase guantes no porosos libres de látex.
- Coloque al niño en una posición que evite que la sangre entre a la vías respiratorias. Ayude al niño a incorporarse lentamente con la cabeza inclinada hacia delante o re-cuéstelo de lado.
- Ayude al niño a enjuagarse la boca con agua para que pueda ver mejor el área afectada.
- Si sangra, aplique presión directa al área con una gasa o un paño limpio.
- Aplique al niño una compresa fría para sostener el diente lesionado o ponga la compresa fría sobre la cara en el área del diente extraído por el golpe.
- Trate de encontrar el diente. Si usted encuentra el diente:
  » Sostenga el diente del lado de la corona (la parte de arriba), no de la raíz.

» Quite las partículas visibles suavemente, enjuagando con agua. No frote el diente.
- Mantenga el diente húmedo.
  » Si hay preocupación por que el niño se pueda tragar el diente, entonces ponga el diente en un paño mojado con agua fría o un envase con agua o leche.
  » Si el niño es mayor y puede cooperar, colóquele el diente suavemente en el zócalo, y pídale que muerda suavemente una gasa para mantener el diente en su lugar.
- Póngase en contacto con la familia del niño y haga la cita con el dentista para una atención *inmediata*. La atención dental profesional en un plazo de 1 a 2 horas puede salvar el diente.
- La atención dental profesional es importante, incluso si el diente golpeado no se puede encontrar.

Dolor de dientes

- El dolor de dientes es una emergencia dental (es decir el diente tiene un absceso o lesión) o puede relacionarse al malestar asociado a la dentición, inflamaciones de la boca, infección del oído o sinusitis. El dolor dental puede también ser causado por el alimento atrapado entre los dientes.
- Póngase guantes no porosos libres de látex.
- Ayude al niño a enjuagarse la boca con agua.
- Si el niño tiene su cepillo dental (o uno nuevo) disponible, haga que el niño se cepille los dientes a fondo.
- Si el niño puede cooperar, utilice el hilo dental suavemente entre los dientes, para quitar cualquier alimento que pudiera estar alojado entre los dientes.
  » Obtenga cerca de 18 pulgadas de hilo dental y enrolle la mayor parte alrededor de su dedo medio. Enrolle la seda restante alrededor del mismo dedo de la mano opuesta. Sostenga el hilo firmemente entre sus pulgares e índices.
  » Dirija la seda entre los dientes usando un movimiento suave de frotamiento.
  » Cuando el hilo llegue a la encía, cúrvelo en forma de C contra el diente. Resbálelo suavemente dentro del espacio entre la encía y el diente.
  » Sostenga el hilo firmemente contra el diente. Frote suavemente el lado del diente, moviendo el hilo lejos de la encía, con movimientos hacia atrás y hacia adelante.
- Una vez más ayude al niño a enjuagarse la boca con agua. Al retirar el alimento atrapado en los dientes se puede aliviar el dolor.

SI EL NIÑO TODAVÍA SE QUEJA DE DOLOR:

- Aplique al niño una compresa fría para que la sostenga en la cara en el área del dolor.
- Póngase en contacto con la familia del niño y recomiende la asistencia dental o médica.
- Recomiende la asistencia dental o médica inmediata si:
  » El dolor es muy intenso.
  » El niño tiene fiebre (más de 100 grados Fahrenheit, 38 grados centígrados).
  » Hay inflamación de la cara del niño.
  » El niño se vé muy enfermo.

MEDIDAS DE PREVENCIÓN

- Mantenga los pasillos y las áreas de juego de los niños libres de basura o escombros.
- Tenga a mano el equipo de emergencias de preservación dental. Dos de esos productos son Save-A-Tooth y el EMT ToothSaver.

Emergencias de ojos, nariz y oídos

Trauma del ojo

El trauma de ojo se refiere a cualquier lesión en el ojo. La lesión en el ojo es la causa más común y la atención médica puede prevenir la ceguera. La atención médica inmediata es necesaria para cualquier lesión.

- Llame al servicio médico de emergencia para cualquier lesión en los ojos o en el área de los ojos.
- Llame al servicio médico de emergencia si usted observa que o si el niño se queja de cualquiera de los síntomas siguientes relacionados con los ojos o la visión:
  - » Sangre en el ojo
  - » Inhabilidad de abrir el ojo después del trauma
  - » Dolor al mover el ojo
  - » Enrojecimiento e hinchazón del párpado
  - » Sensibilidad a la luz
  - » Visión doble
  - » Disminución de la visión
  - » Entumecimiento en el ojo

Lesión del ojo debidas a productos químicos

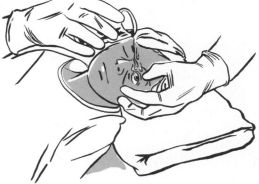

figura 16

- Póngase guantes no porosos libres de látex.
- Enjuague inmediatamente el ojo lesionado con agua.
  - » Ponga al niño recostado de lado (del mismo lado del ojo lesionado). Coloque una toalla debajo de la cabeza (para que absorba el agua).
  - » Mantenga el ojo lesionado abierto. Usted puede necesitar ayuda para lavar el ojo del niño.
  - » Con una taza o una jarra pequeña, vierta agua fresca en el ojo lesionado. Limpie con un chorro de agua de modo que el agua fluya desde la esquina de la nariz hacia la esquina exterior del ojo (hacia el oído.) Ver figura 16.
- Llame al servicio médico de emergencia
- Llame al Centro de Control de Envenenamientos (800) 222-1222.
- Continúe enjuagando el ojo por lo menos 15 minutos o hasta que llegue el servicio médico de emergencia.

Rasguños, cortaduras o lesiones penetrantes en o cerca de los ojos

- Llame al servicio médico de emergencia.
- Póngase guantes no porosos libres de látex.

- Mantenga al niño tan calmado como sea posible. La mejor posición para el niño es quedarse acostado pero no lo obligue o hacerlo.
- Si el niño coopera, procure cubrir el ojo con una gasa protectora para ojos o utilice un vaso de papel. Esto ayudará a proteger el ojo.
- **No** aplique ninguna presión en el ojo.

Objetos en el ojo (polvo, arena)

- Póngase guantes no porosos libres de látex.
- Revise para saber si hay polvo, arena u otro objeto extraño en el ojo, si el niño se queja o usted observa, cualquiera de los síntomas siguientes:
  » El niño se frota el ojo
  » El ojo está acuoso o enrojecido
  » El niño se queja de picazón o irritación en el ojo
  » Dolor
  » Sensibilidad a la luz
  » Visión borrosa
- Evite que el niño se presione o frote el ojo.
- Examine suavemente el ojo. *Ver figura 17.*
  » Tire hacia abajo el párpado inferior y pídale al niño que mire hacia arriba.
  » Luego sostenga el párpado superior mientras el niño mira hacia abajo.
- Si el objeto es visible sobre la superficie del ojo (se mueve) intente removerlo.
  » Ponga al niño recostado de lado (del mismo lado del ojo lesionado). Coloque una toalla debajo de la cabeza para que absorba el agua.
  » Sostenga el ojo lesionado abierto. Usted puede necesitar ayuda para lavar el ojo.
  » Con una taza o una jarra pequeña, vierta agua fresca en el ojo lesionado. Limpie con un chorro de agua de modo que el agua fluya desde la esquina de la nariz hacia la esquina exterior del ojo (hacia el oído).
- **No** intente retirar el objeto con nada que no sea agua.
- **No** intente tocar el objeto.
- Póngase en contacto con la familia del niño y recomiende la atención médica inmediata (preferiblemente un oftalmólogo o médico de la familia) si:
  » El objeto no sale fácilmente con agua.
  » El objeto parece estar enterrado en el ojo.
  » El niño continúa quejándose de dolor, de irritación o de visión nublada.
  » El ojo continúa rojo o la inflamación se mantiene.

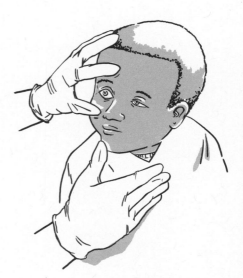

figura 17

Golpe fuerte en el ojo o en el área del ojo (ojo negro)

- Aplique suavemente compresas frías intermitentemente: 5 a 10 minutos de aplicación y de 10 a 15 minutos sin aplicación.
- Póngase en contacto con la familia del niño y recomiende la evaluación médica inmediata. El trauma por golpe (tal como golpes en el ojo con una pelota o un puñetazo) puede causar daño interno en el ojo.

LLAME AL SERVICIO MÉDICO DE EMERGENCIA SI SE OBSERVA CUALQUIERA DE LOS SÍNTOMAS SIGUIENTES:

- Drenaje del ojo
- Cualquier anormalidad visible del globo ocular
- Sangrado visible en la parte blanca del ojo

Contacte a la familia del niño y recomiende una atención médica *inmediata* (preferiblemente con un oftalmólogo) si observa cualquiera de los síntomas siguientes:

- Enrojecimiento o manchas rojas
- Dolor persistente en el ojo
- Cualquier cambio en la visión

Otros síntomas relacionados con los ojos y la visión

Póngase en contacto con la familia del niño y recomiende la atención médica si usted observa o el niño se queja de cualquiera de los síntomas siguientes:

- Enrojecimiento o manchas de sangre en los ojos
- El niño se frota excesivamente los ojos o se queja de picazón o de irritación
- El ojo segrega partículas "costras" o líquido, especialmente después que el niño ha dormido
- El niño entrecierra los ojos o lleva objetos cerca de la cara al jugar

MEDIDAS DE PREVENCIÓN

- Enseñe a los niños a no lanzar arena o suciedad al aire.
- Mantenga los rociadores o aerosoles fuera del alcance de los niños.

Dolor de oídos

El dolor en o alrededor del área del oído puede ser causado por una variedad de condiciones, incluyendo la infección en el oído (otitis media), dentición, sinusitis u otra enfermedad o lesión.

- Los síntomas del dolor de oído pueden incluir llanto, fiebre e irritabilidad, especialmente si el niño también se toca o frota el oído.
- Póngase en contacto con la familia del niño y recomiende atención médica.

Objetos en el oído

Un objeto (tal como una piedra, insecto o un grano) en el canal del oído puede causar dolor y hasta pérdida de la audición.

- Use una linterna u otra luz brillante para mirar dentro del canal del oído del niño.
- Si el objeto está claramente visible, es flexible y puede ser tomado fácilmente con pinzas, entonces trate de quitarlo suavemente.

- Si el objeto no se puede agarrar con las pinzas, entonces incline la cabeza del niño hacia el lado afectado. Motive al niño para que se mantenga quieto. Contacte a la familia del niño y recomiende la atención médica.
- **No** urgue el oído con copitos de algodón, ganchos de pelo u otro instrumento. Esto podría empujar el objeto más adentro del oído.

Póngase en contacto con la familia del niño y prepare la atención médica inmediata si:

- El objeto no puede ser retirado fácilmente.
- El niño continúa quejándose de dolor después de retirado el objeto.
- El oído está sangrando.
- El oído continúa rojo o hay hinchazón.
- El niño parece tener pérdida de audición.

Objetos en la nariz

A veces los niños se introducen en la nariz objetos, tales como piedras o granos.

- Póngase en contacto con la familia del niño y recomiende la atención médica inmediata.

Fuentes de información

American Academy of Pediatrics, *Healthy Child Care America,* www.healthychildcare.org.

American Academy of Pediatrics. *Pediatric First Aid for Caregivers and Teachers.* Sudbury, Mass.: Jones and Bartlett Publishers, 2007.

American Academy of Pediatrics, American Public Health Association, and National Resource Center for Health and Safety in Child Care and Early Education. *Caring for Our Children: National Health and Safety Performance Standards: Guidelines for Out-of-Home Child Care Programs,* 2nd edition. Elk Grove Village, Ill.: American Academy of Pediatrics and Washington, D.C.: American Public Health Association, 2002. Disponible en http://nrc.uchsc.edu.

American Heart Association, www.americanheart.org.

American School Health Association's Council on Early Childhood Health Education and Services, *Healthy Childcare,* www.healthychild.net.

Aronson, Susan S. and Timothy R. Shope, eds. *Managing Infectious Diseases in Child Care and Schools: A Quick Reference Guide.* Elk Grove Village, Ill.: American Academy of Pediatrics, 2004.

Healthy Childcare Consultants, Inc., *Health and Safety Training Programs for Childcare Staff and Parents,* www.childhealthonline.org/strain.html.

Healthy Childcare Consultants, Inc., HIP on Health Parent Information Series, www.childhealthonline.org/parents.html.

National Child Care Health Consultant Registry, http://hcccnsc.edc.org/registry.

National Program for Playground Safety, www.uni.edu/playground.

National Resource Center for Health and Safety in Child Care and Early Education, *Healthy Kids, Healthy Care,* www.healthykids.us.

National Resource Center for Health and Safety in Child Care and Early Education, *Individual States' Child Care Licensure Regulations,* http://nrc.uchsc.edu/STATES/states.htm.

Smith, Connie Jo, Charlotte M. Hendricks, and Becky S. Bennett. *Growing, Growing Strong: A Whole Health Curriculum for Young Children.* St. Paul, Minn.: Redleaf Press, 2006.

U.S. Consumer Product Safety Commission. *Handbook for Public Playground Safety.* Washington, D.C.: 1997. Disponible para bajar de Internet en www.cpsc.gov/CPSCPUB/PUBS/325.pdf.

Reconocimientos

Autora

Dra. Charlotte M. Hendricks

La Dra. Hendricks es especialista certificada en educación de la salud con 25 años de experiencia en educación e investigación de la salud en la temprana edad. Es presidente de Healthy Childcare Consultants, Inc. (www.childhealthonline.org), redactora de la revista *Healthy Child-Care* y directora del proyecto de la Alianza para la Protección Solar en los Centros de Cuidado Infantil. Una líder nacionalmente reconocida en la educación de salud y seguridad en los centros de cuidado infantil y preescolar. La Dra. Hendricks ha recibido el Premio de Servicio Distinguido otorgado por la Asociación Americana de Salud Escolar.

Revisores y correctores médicos

Donald Palmer, MD
Magnolia Spring, AL

Hilary Pert Stecklein, MD
St. Paul, MN

Martica Gaitán
Traductora e intérprete médica

Elaine Abrams, RN, CHES, MPH
coordinador de salud comunitaria
ancianatos y guarderías en los Hogares
Wilton, CT

Dianne Steudel Burdette, RN, BSN, CPN
coordinadora y consultora de salud en centros de atención infantil
Sociedad de Hogares Infantiles en Nueva Jersey

Sharis LeMay, RN, BNCSN
directora asistente de Salud Infantil
Departamento de Salud Pública de Alabama

Kathy Hunt, RDH
Programa de Higiene Dental Comunitario
Sonrisas Sanas
Wamego, KS

Marie Mitchell
Especialista en información de salud
Pembroke, KY

Debbie Parker, RN, BSN enfermera consultora de centros de atención infantil
Cuidado del Niño Sano, Alabama
Departamento de Salud Pública de Alabama

Brenda Davis, RN, enfermera consultora de centros de atención infantil

Cuidado del Niño Sano, Alabama
Departamento de Salud Pública de Alabama

Daphne Pate, RN, enfermera consultora de centros de atención infantil
Cuidado del Niño Sano, Alabama
Departamento de Salud Pública de Alabama

Cyndy Henderson, RN, MSN, enfermera consultora de centros de atención infantil
Cuidado del Niño Sano, Alabama
Departamento de Salud Pública de Alabama
Traductora

Dra. Anarella Cellitti
Profesora asociada de Educación Preescolar
Universidad de Arkansas en Little Rock

Publicado por Redleaf Press
10 Yorkton Court
St. Paul, MN 55117
www.redleafpress.org

Primera edición 2008

Diseño de la cubierta por Mayfly Design
Diseño interior y texto por Mayfly Design
Ilustraciones interiores por Brian Trotter
Impreso en los Estados Unidos de América
15 14 13 12 11 10 09 08   1 2 3 4 5 6 7 8

Library of Congress Cataloging-in-Publication Data
Medical emergencies in early childhood settings. Spanish.
  Emergencias médicas in situ para el cuidado del niño.
      p. cm.
  ISBN 978-1-933653-65-5 (alk. paper)
  1. Pediatric emergencies--Handbooks, manuals, etc. 2. First aid in illness and injury--Handbooks, manuals, etc. 3. Day care centers--Handbooks, manuals, etc. 4. Nursery schools--Handbooks, manuals, etc. I. Title.
  RJ370.M4318 2008
  618.92'0025--dc22
                              2008003926

Impreso en papel sin ácido